21 世纪临床护理常规规范

护理技术操作程序与质量管理标准

（第二版）

（护理学专业用）

主　编　冯志仙

副主编　赵雪红

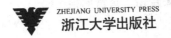
ZHEJIANG UNIVERSITY PRESS
浙江大学出版社

图书在版编目(CIP)数据

护理技术操作程序与质量管理标准 / 冯志仙主编.
—2 版. —杭州：浙江大学出版社，2013.10(2018.9 重印)
ISBN 978-7-308-12312-9

Ⅰ.①护⋯ Ⅱ.①冯⋯ Ⅲ.①护理—技术操作规程②
护理—质量管理—标准 Ⅳ.①R472-65

中国版本图书馆 CIP 数据核字（2013）第 235810 号

护理技术操作程序与质量管理标准（第二版）

冯志仙　主　编

赵雪红　副主编

责任编辑	何　瑜
封面设计	俞亚彤
出版发行	浙江大学出版社
	（杭州市天目山路 148 号　邮政编码 310007）
	（网址：http://www.zjupress.com）
排　　版	杭州中大图文设计有限公司
印　　刷	浙江省良渚印刷厂
开　　本	787mm×1092mm　1/16
印　　张	14.5
字　　数	362 千
版印次	2013 年 10 月第 2 版　2018 年 9 月第 14 次印刷
书　　号	ISBN 978-7-308-12312-9
定　　价	35.00 元

编委会名单

主　　编　冯志仙

副 主 编　赵雪红

成　　员　（以姓氏笔画为序）

卫建华	马迎春	王秀芳	王　薇	王惠琴
王晓燕	方敏玮	方晓眉	方　颖	叶志弘
刘丽华	许　瑛	许骁玮	李忠丽	张赛君
沈丽娜	邵乐文	邵荣雅	陈石妹	陈丽霞
国秀娣	金爱云	杨丽萍	胡斌春	胡叶文
钟紫凤	钟　艳	封　华	徐鑫芬	徐　红
徐林珍	袁静云	章梅云	黄丽华	蒋小英
童晓飞	蔡学联			

前　言

　　随着医学科学技术的发展,护理新理论、新技术、新方法在临床实践中得到了广泛推广与应用。科学地规范护理人员的临床护理操作技术是提高护理质量、确保患者安全的重要举措。对质量评价标准进行改革、创新,抓住问题本质,对每一项操作质量环节进行控制,有利于持续质量改进的应用和深化,有利于护理质量的真正提高。浙江省护理中心根据卫生计生委最新制定的有关护理技术操作与质量管理标准和规范,结合目前的护理现状和要求,组织临床一线专家再次编写了《护理技术操作与质量管理标准》(第二版)一书,在充分总结原有经验的基础上,结合临床实际工作、操作步骤,提出并采用程序化方式,使步骤清晰、明了,易于理解、记忆,可操作性强。

　　本标准共有九个部分五十三项护理技术操作规范及质量管理评价标准。第一版为九个部分四十一项护理技术操作规范与质量管理标准,本书增加了十二项,并对第一版的每一项目技术操作规范作了修正和完善,对质量管理标准作了改进和深化。对每一个项目补充了评估、并发症的预防和处理、注意事项等内容,使得在临床应用时对每一项目的操作更易掌握和质量控制。附录部分增加了常用评估工具内容。

　　由于编者水平有限,本书难免出现疏漏和不当之处,希望广大读者批评指正。

浙江省护理中心

2013 年 9 月

目　　录

Ⅰ 急救操作程序与质量管理标准

一、CPR 操作程序与质量管理标准

CPR 操作程序

```
评估要点
```

1)环境:是否安全。
2)患者反应性:拍肩膀,大声询问,禁忌剧烈摇晃患者。
3)评估呼吸:没有呼吸或只有无效呼吸。

```
叫帮助
```

高声呼救,拨 120 急救电话。

```
安置患者体位
```

将患者仰卧位放在硬质的平面上。

强烈建议:在 CPR 过程中不应该搬动患者,除非患者处于危险环境或者其创伤
需要外科处理。

```
评估脉搏(限专业人员)
```

1)评估部位:操作者同侧颈动脉。
2)评估时间:检查脉搏时间不应超过 10s,如 10s 后仍无法确定有无脉搏,应开始
胸外按压。
3)非专业人员如遇一无反应的患者没有呼吸,即假定其为心脏骤停而直接进
行 CPR。

```
胸外心脏按压
```

1)按压部位:胸骨下半段,通常位于两乳头连线的中点处。

2)按压手法:一手掌根部放在胸部正中两乳头之间的胸骨上,另一只手平行重叠压在其手背上,肘部伸直,掌根用力,手指抬离胸壁,实施连续规则的按压。

3)按压深度:大于 5cm,每次按压后应让胸壁完全回复。

4)频率:至少每分钟 100 次,按压与放松的时间基本相等,按压过程中尽量减少中断,中断时间不超过 10s。

> **开放气道**

1)仰头-抬颌手法:一手掌压低前额,另一手的食指和中指托起下颌骨。

2)下颏前冲法:怀疑颈椎损伤患者使用此法,用无名指钩住下颌关节,双手将下颌往前往上提拉,不能抬颈(限专业人员)。

> **人工呼吸**

1)口对口吹气 2 次(10s 内完成):正常吸气后,张口完全包住患者的口部并密合,吹气时用放在患者前额一手的拇指和食指,捏闭患者鼻孔。

2)每次吹气 1s 以上,给予足够能使胸廓抬起的潮气量(6~7mL/kg 体重)。

建议: 考虑到安全问题,可用口对屏障装置吹气(面部防护板或口对面罩),但不要因此延误人工呼吸。

3)若第一次通气看不到胸廓起伏,应该重新开放气道,如果在方法正确的前提下,连续 2 次通气都没有胸廓起伏,即提示有异物梗阻(按异物梗阻处理)。

4)按压-通气比值:30∶2。

5)未建立人工气道前,进行人工呼吸时胸外心脏按压须暂停。

> **评估复苏效果**

5 个循环或者 2min 后评估脉搏、呼吸。

【附】

一、并发症的预防

1.肋骨骨折:因胸外按压用力过猛或着力点偏移引起。操作时,按压部位正确,胸外按压用力适当,胸外按压时掌根用力,手指抬离胸壁。

2.反流误吸:因吹气过快、过猛或气道没有完全开放引起。操作时应吹气 1s 以上,给予能使胸廓抬起的潮气量;充分开放气道。

二、注意事项

1.按压频率至少每分钟 100 次。

2.按压深度大于 5cm。

3.每次按压后应让胸壁完全回复。

4.尽可能减少对按压的干扰,按压中尽量减少中断,中断不超过 10s。

5.每次吹气 1s 以上,避免过度通气。

CPR 质量管理标准及方法

目的:尽快建立和恢复患者的循环与呼吸功能,保护中枢神经系统。

检查方法:询问、观察。

CPR 质量管理程序表

病区_____ 　　　　　　　　日期_____

请在下表适当的方框内打"√":

序　号	主要标准要求	是	否	不适用	备　注
1	正确评估环境、病人反应性				
2	叫帮助				
3	安置病人体位妥当				
4*	开放气道方法正确				
5	清除口腔异物方法正确				
6	评估呼吸的方法、时间正确				
7*	口对口人工呼吸方法正确				
8*	正常吸气后吹气 1s 以上				
9	检查脉搏部位、时间正确				
10*	胸外心脏按压姿势、手法正确				
11*	胸外心脏按压部位、深度、频率正确				
12*	按压-呼吸比值正确				
13*	按压中断时间没超时				
14	5 个循环后再评估				
15	仪表、态度、沟通,体现人文关怀				
16	操作熟练				

注: *为质量管理关键点

二、院内 CPR 操作程序与质量管理标准

院内 CPR 操作程序

评估要点

　　1)患者反应性:拍肩膀,大声询问,禁忌剧烈摇晃患者。

　　2)评估呼吸:没有呼吸或只有无效呼吸。

叫帮助

安置患者体位

　　去枕仰卧位(硬板床或垫板)。

评估脉搏

　　1)评估部位:操作者同侧颈动脉。

　　2)评估时间:检查脉搏不应超过 10s。如 10s 仍无法确定有无脉搏,应开始胸外
　　　按压。

胸外心脏按压

　　1)按压部位:胸骨下半段,通常位于两乳头连线的中点处。

　　2)按压手法:一手掌根部放在胸部正中两乳头之间的胸骨上,另一只手平行重
　　　叠压在其手背上,肘部伸直,掌根用力,手指抬离胸壁,实施连续规则的按压。

　　3)按压深度:大于 5cm,每次按压后应让胸壁完全回复。

　　4)频率:至少每分钟 100 次,按压与放松的时间基本相等,按压中尽量减少中断,
　　　中断时间不超过 10s。(除外一些特殊操作,如建立人工气道或者进行除颤。)

开放气道

　　1)仰头-抬颌法:一手掌压低前额,另一手的食指和中指托起下颌骨。

　　2)下颌前冲法:怀疑有颈椎损伤患者使用此法。用无名指钩住下颌关节,双手将
　　　下颌往前往上提拉,不能抬颈。

人工呼吸

1)球囊-面罩给予 2 次呼吸(10s 内完成),每次吸气相用时大于 1s,氧气最小流量为 10～12L/min,给予足够能使胸廓抬起的潮气量(6～7mL/kg 体重)。

2)如果第一次通气看不到胸廓起伏,应该重新开放气道,如果在方法正确的前提下,连续 2 次通气都没有见胸廓起伏,即提示有异物梗阻(按异物梗阻处理)。

3)按压-通气比值:30∶2。

4)未建立人工气道前,进行人工呼吸时胸外心脏按压须暂停。

评估复苏效果

　　5 个循环或者 2min 后评估脉搏、呼吸。

【附】

并发症和注意事项同 CPR 操作。

院内 CPR 质量管理标准及方法

目的:尽快建立和恢复患者的循环与呼吸功能,保护中枢神经系统。

检查方法:询问、观察。

院内 CPR 质量管理程序表

病区 _____ 日期 _____

请在下表适当的方框内打"√":

序　号	主要标准要求	是	否	不适用	备　注
1	正确评估环境				
2	正确评估患者反应性和有无呼吸				
3	叫帮助				
4	安置患者体位妥当				
5*	检查脉搏部位、时间正确				
6*	胸外心脏按压姿势、手法正确				
7*	胸外心脏按压部位、深度、频率正确				
8*	开放气道方法正确				
9	清除口腔异物方法正确				
10*	呼吸皮囊加压给氧手法正确				
11*	吸气相每次用时 1s 以上				
12	人工呼吸潮气量正确				
13*	按压-呼吸比值正确				
14*	按压间断时间没超时				
15	5 个循环后再评估				
16	仪表、态度、沟通,体现人文关怀				
17	操作熟练				

注:＊为质量管理关键点

三、院内 2 人 CPR 操作程序与质量管理标准

院内 2 人 CPR 操作程序

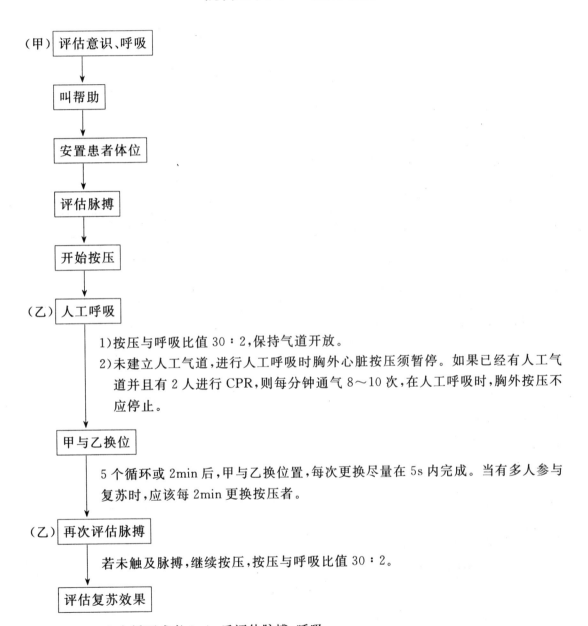

（甲）评估意识、呼吸

↓

叫帮助

↓

安置患者体位

↓

评估脉搏

↓

开始按压

↓

（乙）人工呼吸

1）按压与呼吸比值 30∶2，保持气道开放。

2）未建立人工气道，进行人工呼吸时胸外心脏按压须暂停。如果已经有人工气道并且有 2 人进行 CPR，则每分钟通气 8～10 次，在人工呼吸时，胸外按压不应停止。

甲与乙换位

5 个循环或 2min 后，甲与乙换位置，每次更换尽量在 5s 内完成。当有多人参与复苏时，应该每 2min 更换按压者。

（乙）再次评估脉搏

若未触及脉搏，继续按压，按压与呼吸比值 30∶2。

评估复苏效果

5 个循环或者 2min 后评估脉搏、呼吸。

【附】

注意事项

1. 两人以上参与复苏时,应该 5 个循环或 2min 后更换胸外按压者,每次更换尽量在 5s 内完成。

2. 如已经建立人工气道并且有两人进行 CPR 时,则每分钟通气 8～10 次,在人工呼吸时,胸外按压不应停止。

院内 2 人 CPR 质量管理标准及方法

目的:尽快建立和恢复患者的循环与呼吸功能,保护中枢神经系统。

检查方法:询问、观察。

院内 2 人 CPR 质量管理程序表

病区 _____ 日期 _____

请在下表适当的方框内打"√":

序 号	主要标准要求	是	否	不适用	备 注
1	正确评估患者反应性和有无呼吸				
2	叫帮助				
3	安置患者体位妥当				
4*	检查脉搏部位、时间正确				
5*	胸外心脏按压姿势、手法正确				
6*	胸外心脏按压部位、深度、频率正确				
7*	开放气道方法正确				
8	清除口腔异物方法正确				
9*	呼吸皮囊加压给氧手法正确				
10*	吸气相每次用时 1s 以上				
11	人工呼吸潮气量正确				
12*	按压-呼吸比值正确				
13*	按压间断时间没超时				
14	5 个循环后再评估				
15	更换按压者时间符合要求				
16	仪表、态度、沟通,体现人文关怀				
17	操作熟练				

注: * 为质量管理关键点

四、婴儿及儿童 CPR 操作程序与质量管理标准

婴儿及儿童 CPR 操作程序

评估要点

　　1)环境:是否安全。

　　2)患者反应性:拍肩膀,大声询问,禁忌剧烈摇晃患者。

　　3)评估呼吸:没有呼吸或只有无效呼吸。

叫帮助

　　1)高声呼救;派人拨 120 急救电话。

　　2)单人抢救:持续做 5 个循环 CPR(约 2min),然后拨 120 急救电话。

安置患者体位

将患者仰卧位放到硬质的平面上。

强烈建议:在 CPR 过程中不应该搬动患者,除非因安全原因需要移动。保持头部和身体最小的转动、弯曲或扭曲头和颈部。

评估脉搏(限专业人员)

　　1)评估部位:婴儿——肱动脉;

　　　　　　　　儿童——颈或股动脉。

　　2)评估时间:小于 10s,如 10s 后仍无法确定有无脉搏,应开始胸外按压。心率 <60 次/min 伴差灌注征象者,即开始胸外按压。

　　3)非专业人员如遇一无反应的患者没有呼吸,即假定其为心脏骤停而直接进行 CPR。

胸外心脏按压

　　1)按压部位:胸骨下半段,婴儿应在两乳头连线中点的略下方,儿童应在两乳头连线的中点。

　　2)按压手法:

　　婴儿:非专业人员和单人抢救时应用 2 指按压;2 位专业人员抢救时用拇指环抱按压技术,张开双手环抱婴儿胸廓,双拇指按压在胸骨中点略下方,其余手指反方向压。

儿童:单手的掌根按压或方法同成人。

3)**按压深度**:胸廓前后径的 1/3,儿童约 5cm,婴儿约 4cm,每次按压后应让胸壁完全回复。

4)**频率**:至少每分钟 100 次,按压与放松的时间基本相等,按压过程中尽量减少中断,中断时间不超过 10s。

开放气道

1)仰头-抬颌手法:一手掌压低前额,另一手的食指和中指托起下颌骨。

2)下颌前冲法:怀疑颈椎损伤患者使用此法,用无名指钩住下颌关节,双手将下颌往前往上提拉,不能抬颈(限专业人员)。

人工呼吸

1)婴儿用口对口鼻技术,儿童用口对口技术,吹气 2 次。

2)每次吹气 1s 以上,给予足够能使胸廓抬起的潮气量。

3)按压-通气比值:30∶2,2 人抢救时为 15∶2;未建立人工气道前,进行人工呼吸时胸外心脏按压须暂停。

4)如有明显的脉搏,每 3s 给一次呼吸。

5)**建议**:考虑到安全问题,可用口对屏障装置吹气,但不要因此延误人工呼吸。若第一次通气看不到胸廓起伏,应该重新开放气道,如果在方法正确的前提下,连续 2 次通气都没有胸廓起伏,即提示有异物梗阻(按异物梗阻处理)。

6)气囊-面罩通气:气囊最少容量为 450～500mL;有贮氧袋,氧流量 10～15L/min。

评估复苏效果

5 个循环或者 2min 后评估脉搏、呼吸。

婴儿及儿童 CPR 质量管理标准及方法

目的:尽快建立和恢复患者的循环与呼吸功能,保护中枢神经系统。

检查方法:询问、观察。

婴儿及儿童 CPR 质量管理程序表

病区 _____ 日期 _____

请在下表适当的方框内打"√":

序 号	主要标准要求	是	否	不适用	备 注
1	正确评估环境				
2	正确评估患者反应性和有无呼吸				
3	叫帮助				
4	安置患者体位妥当				
5*	检查脉搏部位、时间正确				
6*	胸外心脏按压姿势、手法正确				
7*	胸外心脏按压部位、深度、频率正确				
8*	开放气道方法正确				
9	清除口腔异物方法正确				
10*	口对口人工呼吸方法正确				
11*	正常吸气后吹气 1s 以上				
12*	按压-呼吸比值正确				
13*	按压间断时间没超时				
14	5 个循环后再评估				
15	仪表、态度、沟通,体现人文关怀				
16	操作熟练				

注: * 为质量管理关键点

五、呼吸皮囊操作程序与质量管理标准

呼吸皮囊操作程序

评估要点

1)评估患者是否无效或低效呼吸。

2)评估患者是否呼吸暂停。

3)评估患者是否发绀。

4)评估患者是否面部创伤、饱腹、存在误吸风险及颈椎骨折。

用物准备

氧气、流量表、呼吸皮囊、氧气连接管、加压面罩。

安全性能检查

1)呼出活瓣功能:瓣膜完整性、弹性、密合性,保证气体无重复吸入和瓣膜无闭塞。

2)球囊功能:弹性好、进气阀完好、无漏气。

3)面罩:充气面罩,充盈度应适当(约为 2/3)。

4)压力限制阀功能:打开压力限制阀的盖子,闭塞患者接口端和压力监测端,挤压球囊,当压力接近 45cmH$_2$O 时,气体从压力限制阀泄漏。

连接面罩、氧气

1)储氧装置完整,螺纹管须拉长,保证处于最大存储状态。

2)氧流量＞10L/min。

开放气道

操 作

1）抢救者位于患者的头顶方。

2）面罩罩住患者口鼻。抢救者用一手的中指、无名指、小指置于患者的下颌部，保持患者张口，食指、拇指置于面罩上（呈 CE 手法），按紧不漏气，并保持气道通畅，必要时插入口咽通气管，右手挤压皮囊。

3）若有 2 人操作，1 人持面罩，并同时保持气道开放，1 人用双手挤压皮囊。

4）无自主呼吸的患者，频率 10～12 次/min。如有自主呼吸应尽量在患者吸气时挤压皮囊。潮气量 6～7mL/kg 体重，吸气相用时超过 1s。

评 估

观察患者胸廓运动、听诊呼吸音、观察末梢皮肤颜色、氧饱和度读数、腹部有无膨隆、监测生命体征。

【附】

并发症的预防与处理

1. 胃胀气、胃内容物反流误吸

　　预防：挤压皮囊 1s 以上，给予能使胸廓抬起的潮气量即可；充分开放气道，观察病人的胸廓运动、腹部有无膨隆。

　　处理：1）行胃肠减压，引流胃内积气。

　　　　　2）注意观察有无反流胃内容物，及时吸引清理。

2. 过度通气

　　预防及处理：避免挤压皮囊产生的潮气量过大和送气频率过快。

3. 通气不足

　　预防及处理：防止漏气，避免挤压皮囊产生的潮气量过小和送气频率过慢。

呼吸皮囊操作质量管理标准和方法

目的:为无自主呼吸或呼吸弱且不规则、通气严重不良的患者,给予人工通气和氧。

检查方法:询问、观察。

呼吸皮囊操作质量管理程序表

病区_____   日期_____

请在下表适当的方框内打"√":

序　号	主要标准要求	是	否	不适用	备　注
1	评估正确				
2	活瓣、球囊功能检测正确				
3	压力限制阀功能检测正确				
4	面罩充气适量				
5*	氧流量选择正确				
6*	储氧装置状态合理				
7	抢救者站立位置合适				
8*	开放气道正确				
9*	固定面罩,按紧不漏气				
10*	挤压皮囊频率、潮气量正确				
11	仪表、态度、沟通,体现人文关怀				
12	操作熟练				

注: ＊为质量管理关键点

六、除颤操作程序与质量管理标准

除颤操作程序

评估要点

　　1)评估是否突然发生意识丧失、抽搐、发绀、大动脉搏动消失。
　　2)评估心电图示波为室颤、无脉性室速图形。

用物准备

　　除颤仪、导电糊、抢救设备。

开除颤仪

　　选择 Paddle 导联,以便快速察看心律变化。

涂导电糊

　　两块电击板上 C 形涂抹导电糊,禁止两电击板对磨导电糊。

选择合适能量

　　成人:1)单向波:360J。
　　　　　2)双向波:方形去极波 150～200J,直线波 120J。如果不能确定者选 200J。
　　儿童:首次 2J/kg 体重,后续电击的能量为 4J/kg 体重,可考虑更高能量但不超
　　　　过 10J/kg 体重或成人的最大能量。

充　电

　　按充电按钮,除颤仪自动充电至显示屏显示所选的能量水平。

放置电极板/帖

　　位置(前—侧位,前—后位,前—左肩胛下位,前—右肩胛下位),前—侧位是合理
　　的默认电极板/帖的位置,右侧电极板/帖放在患者右锁骨下方,左电极板/帖放
　　在乳房下方。

清 场

> 环顾四周并大声提醒（我、你，大家都走开），确认没有人接触床边，再次确认节律。

放 电

> 电极板紧贴皮肤，电极板上的患者接触指示器显示绿色。

紧接着继续 CPR 5 个循环

> 目标是使胸部按压至电击和电击完成至重新按压时间间隔最短化。

评估节律

> 按需要决定是否再次除颤。

【附】

一、并发症的预防和处理

皮肤灼伤：均匀涂抹导电糊，使用一定的压力（约 10kg）按压电极板，使之与皮肤密切接触。

二、注意事项

1. 电击板与胸壁摩擦使导电糊分布均匀，禁止两电击板对磨导电糊。但导电糊不应在两电极板之间的胸壁上，以免除颤无效。

2. 胸部有植入性装置时，不应将电极板/帖直接放在植入性装置上，采用前—后位和前—侧位是可以接受的，但电极板/帖放置不应延误除颤。不应将电极板/帖直接放在经皮药物帖片上，因为帖片会阻止电能从电极板/帖传到心脏，还可能引起皮肤轻度烧伤。

3. 如患者躺在水中或胸部有水或大汗，则在除颤前，应迅速将患者从水中移出并快速擦干胸部。如患者胸毛过多，迅速剃去电极板/帖位置的胸毛。

4. 电击前必须清场，确保其他人员未接触床边及患者，电击时操作者身体避免与床边接触。

5. 使用后将电极板充分清洁，及时充电备用；定期充电并检查性能。

除颤操作质量管理标准及方法

目的:在极短的时间内给心脏通以强电流,可使所有心脏自律细胞在瞬间同时除极,消除异位心律。

检查方法:询问、观察。

除颤操作质量管理程序表

病区 _____   日期 _____

请在下表适当的方框内打"√":

序 号	主要标准要求	是	否	不适用	备 注
1	用物准备齐全				
2*	能识别室颤、室速心律				
3	导联选择正确				
4*	导电材料正确				
5	涂导电糊方法正确				
6*	选择合适能量				
7	充电				
8*	放置电极板位置正确				
9*	清场				
10*	电极板紧贴皮肤后放电				
11*	紧接着继续CPR 5个循环				
12	评估节律				
13	仪表、态度、沟通,体现人文关怀				
14	操作熟练				

注:＊为质量管理关键点

七、气道异物梗阻处理程序与质量管理标准

气道异物梗阻处理程序

评 估

1)患者有无严重的气道梗阻征象:呼吸表浅、进行性呼吸困难,如无力咳嗽、紫绀、哭声无力,不能说话或呼吸。

问:是不是有东西呛进去了?

如患者不能说话(或无法发声),用点头表示时,表明是严重气道梗阻。

2)患者轻度气道梗阻:会咳嗽及发声。

清醒患者处理方法

1)梗阻较轻:嘱患者用力咳嗽。

2)梗阻严重:腹部冲击或胸部冲击。

①腹部冲击:一手握拳,握拳手的拇指侧朝向患者腹部,放在脐与剑突连线中点,另一手抓住握拳手,使用快速向上的力量冲击患者腹部。重复冲击直至异物排出或患者转为昏迷(转为昏迷按昏迷患者处理方法)。如果腹部冲击无效,可考虑胸部冲击。

②胸部冲击:适用于晚期妊娠或肥胖者。站于患者背后,用双臂绕过患者腋窝,环绕其胸。一手握拳,握拳手的拇指侧朝向患者胸骨中点,避免压于剑突或肋缘上,另一手抓住握拳手向后冲击,直至异物排出或患者转为昏迷。

3)婴儿:5下背部冲击(两肩胛骨连线中点),5下胸部冲击(定位同心脏按压,频率慢于心脏按压)。重复以上步骤直至异物排出或转为昏迷(转为昏迷按昏迷患者处理方法)。

昏迷患者处理方法

1)将患者仰卧位放到硬质的平面上。

2)立即呼救。

3)开始 CPR,CPR 中每次开放气道时,抢救者应查看患者口腔有无异物并予以清除(简单地查看,不要在此环节花费太多时间,接着立即胸外按压)。

4)专业人员若看见固体异物梗阻于昏迷患者口咽部时,用手指挖除异物,未见异物时,不提倡常规进行盲目挖异物法。

气道异物梗阻处理质量管理标准及方法

目的:尽快排除异物,保持呼吸道通畅。

检查方法:询问、观察。

气道异物梗阻处理质量管理程序表

病区_____ 日期_____

请在下表适当的方框内打"√":

序　号	主要标准要求	是	否	不适用	备　注
1	正确评估气道梗阻征象				
2	轻度梗阻处理方法正确				
3*	腹部冲击手法正确				
4*	胸部冲击手法正确				
5	能说出胸部冲击的适应证				
6*	婴儿异物梗阻处理方法正确				
7*	昏迷患者处理方法正确				

注:＊为质量管理关键点

八、呼吸机操作程序(PURITAN-BENNETT 840)与质量管理标准

呼吸机操作程序(PURITAN-BENNETT 840)

素质要求(仪表、态度)

↓

洗手、戴口罩

↓

用物准备

呼吸机、湿化器、呼吸机管路、湿化罐(无加热导丝型湿化器需准备罐芯、湿化纸)、蒸馏水、吸气过滤器、呼气过滤器、积水杯、废液袋、模拟肺、内置加热导丝、外置温度探头、减压阀、氧气、扳手。

电源连接

连接呼吸机、湿化器电源。

↓

气源连接

1)空气、氧气输入管分别连接于气源。

2)确保气源压力在正常范围内(0.3~0.5MPa),使用瓶装氧气时,应使用减压阀。

↓

安装湿化器

1)选择和呼吸机相匹配的湿化罐。

2)若为无加热导线型湿化器,应安装罐芯,湿化纸按箭头所示安装在罐芯上,罐芯按箭头所示置于湿化罐底盘上。

3)若为有加热导丝型湿化器,加热导丝探头与湿化器输出口连接并置于吸气管路内。(不应安装罐芯,以免导致温度感知异常)

4)湿化罐插入湿化器底座上,湿化灌内注入蒸馏水,不超过水位线。

↓

呼吸机管路连接

1)加热导丝穿入吸气管。

2)从呼吸机气体输出端口依次连接:吸气过滤器→管道→湿化器→吸气管→(积水杯→吸气管→)患者→Y型管→呼气管→积水杯→呼气管→呼气过滤器(下端接积水杯、废液袋)→呼吸机气体呼出端口,温度探头插入Y型管的吸气端口。

3)患者理想体重≤24kg(53Ib)的,应使用儿童患者管路。

4)在患者管路中增加附件会增加系统阻力,不要在运行快速自检后再增加管路附件。

固定管路

把呼吸机管路安装在万向支架上。

开电源开关

1)开呼吸机及湿化器电源开关(如有压缩泵电源开关,开机顺序为:先开压缩泵,再开主机)。

2)湿化器若需调节温度,将温度调至39℃。

3)当患者暂时不用呼吸机时,请勿立即关闭电源,而应使机器处于待机状态,减少损耗。

呼吸机自检

建议在下列情形时执行自检:每次呼吸机使用前,呼吸机每使用15天,或更换呼吸机环路后,以及使用过程中出现设备故障报警时。

呼吸机设置

1)模式设置:事先了解患者需使用呼吸机的原因,根据患者情况预设呼吸机模式。

2)参数设置:潮气量应事先了解患者理想体重,其他参数根据患者病情需要或按一般情况常规设置。

3)报警设置:根据患者病情需要或按一般情况常规设置。

呼吸机接模拟肺

检查呼吸机运行情况。

接气管导管

1)气管导管与呼吸环路的 Y 型管相连接。

2)听诊呼吸音,确认通气状况。

3)评估患者与呼吸机的同步性及氧合状况。

停用呼吸机

1)气管导管与 Y 型管分离。

2)关闭呼吸机及湿化器电源(如有压缩泵电源开关,关机顺序为:先关主机,再关压缩泵)。

3)空气、氧气输入管分别与气源分离。

4)分离过滤器、呼吸机管路、积水杯、湿化器、加热导丝探头、温度探头,清洗、消毒灭菌符合要求。

记　录

【附】

注意事项

1.使用与呼吸机相匹配的湿化罐和管道,不能随意增减附件。

2.管道安装时各环节连接紧密,使呼吸机环路处于密闭状态,避免折叠、扭曲。

3.快速自检(SST)可由使用人员进行操作,在设备故障时需扩展自检(EST)应由维修人员进行操作。

4.及时倾倒积水杯(液面不应超过杯子 2/3 的容积)及管路中的积水,以免倒流至患者气道。

5.根据患者病情调整模式、参数及报警设置,及时进行报警处理。

6.呼吸机故障时按《呼吸机故障应急预案》处理。

7.常规呼吸机管路每周更换一次,有污染时及时更换,停用呼吸机后进行终末处理。

呼吸机操作质量管理标准及方法

目的:改善通气、换气功能,保持呼吸道通畅,减少呼吸做功。

检查方法:询问、观察。

呼吸机操作质量管理程序表

病区 _____   日期 _____

请在下表适当的方框内打"√":

序 号	主要标准要求	是	否	不适用	备 注
1	用物准备齐全				
2	电源连接正确				
3*	气源连接正确				
4	正确安装湿化器				
5*	湿化器加蒸馏水水位适当				
6*	呼吸机管路连接正确				
7*	开机顺序正确				
8	湿化器温度设置正确				
9*	温度探头连接正确				
10	呼吸机自检符合要求				
11*	呼吸机参数基本设置符合要求				
12*	呼吸机报警限设置符合要求				
13	呼吸机接模拟肺试机				
14	接气管导管并评估患者				
15	关机顺序正确				
16	用物处置符合要求				

注:＊为质量管理关键点

九、心电监护仪的使用程序与质量管理标准

（附有创动脉测压操作程序）

心电监护仪的使用程序

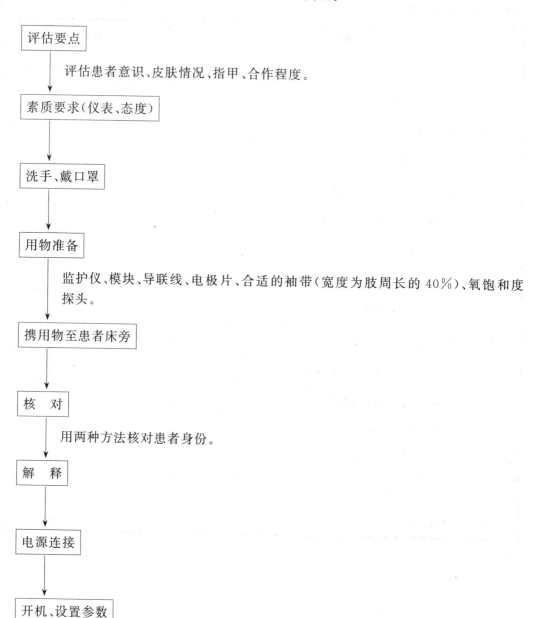

评估要点

　　评估患者意识、皮肤情况、指甲、合作程度。

素质要求（仪表、态度）

洗手、戴口罩

用物准备

　　监护仪、模块、导联线、电极片、合适的袖带（宽度为肢周长的 40%）、氧饱和度探头。

携用物至患者床旁

核　　对

　　用两种方法核对患者身份。

解　　释

电源连接

开机、设置参数

1)设置患者类型:成人、儿童或新生儿。

2)设置心电监护波形走速为 25mm/s,设置是否使用起搏器等。

3)选择合适的导联,5 导联心电监护可以获得Ⅰ、Ⅱ、Ⅲ、AVR、AVF、AVL、Ⅴ导联心电图,3 导联心电监护可以获得Ⅰ、Ⅱ、Ⅲ导联心电图,最常用的是Ⅱ导联心电图。

4)设置呼吸监护波形走速为 6.25mm/s。

5)设置脉搏监测来源。

佩戴氧饱和度探头

1)最常用食指,选用甲床条件好的手指(根据选用的探头不同,可以选择耳垂、鼻尖等部位)。

2)根据血氧饱和度探头上的图示要求,将红外线光源对准指甲或指腹,指套松紧适宜,注意局部压疮,2h 更换。

3)如果波幅很小,需排除氧饱和度测量误差的原因:

①指甲床条件不良:如灰指甲、涂指甲油等;

②动脉内血流下降:休克、低温、应用了血管活性药物、贫血;

③血液内或皮肤上其他物质的干扰;

④周围环境的强光线(可用不透光的物质遮盖传感器)。

黏贴电极片

1)减少皮肤的阻抗:选择无破损、无任何异常的部位,必要时剃除毛发,擦洗干净,用电极片上的备皮纸去掉死皮。

2)先把导线与电极片相连接,再把电极片贴在患者皮肤上。

黏贴电极片的部位(5 导联):

①左臂电极:左锁骨中线锁骨下或左上肢连接躯干的部位;

②右臂电极:右锁骨中线锁骨下或右上肢连接躯干的部位;

③左腿电极:左锁骨中线第 6、7 肋间或左髋部;

④参照电极:右锁骨中线第 6、7 肋间或右髋部;

⑤胸部电极:心电图胸导联的位置。

黏贴电极片的部位(3 导联):

①左臂电极:左锁骨中线锁骨下或左上肢连接躯干的部位;

②右臂电极:右锁骨中线锁骨下或右上肢连接躯干的部位;

③左腿电极:左锁骨中线第 6、7 肋间或左髋部。

调整心电波形

1)振幅:SIZE 的调整。

2)波形的清晰度调整:

FILTER(过滤):降低了由于其他设备产生的伪差和干扰。

DIAGNOSIS(诊断):一个未经过滤波的 ECG,显示最真实的 ECG 波。

MONITOR(监护):用于正常监护状态中,可滤除掉可能导致误报。

调整呼吸波形

呼吸的波形和数据是依靠电极片来感知胸廓的阻抗变化,左下和右上的电极片是呼吸的感应电极片,如果患者以腹式呼吸为主,可将左下的电极片黏贴在左侧腹部起伏最明显处。

放置血压袖带

按照要求对好标记(标记对准肱动脉搏动处),把袖带绑在肘关节上 2~3cm 处,松紧度以能容纳 1 指为宜。

选择测量模式

1)根据患者情况选择手动 MANNUAL、自动 AUTO 或快速测定 STAT。

2)测量时用于测量血压的肢体应与患者的心脏置于同一水平位。

3)以下这些状况,测压不可靠或测压时间延长:

①患者移动、发抖或者痉挛;

②心律失常,极快或极慢的心率;

③血压迅速变化;

④严重休克或者体温过低;

⑤肥胖和水肿患者。

设置报警范围

1)监护仪的报警可以分为:

一级报警(红色);

二级报警(黄色);

技术报警。

2)监护仪报警设定的原则:

①患者的安全;

②尽量减少噪音干扰;

③不允许关闭报警功能,除非在抢救时,可以暂时关闭;

④报警范围的设定:不是正常范围,而是安全范围。

3）报警参数：
 ①心率报警限为患者实际心率的上下30％；
 ②血压报警限根据医嘱要求、患者的病情及基础血压设置；
 ③氧饱和度报警限根据病情（COPD患者、ARDS患者以及一般肺部感染的患者）设置；
 ④报警音量必须保证护士在工作范围之内能够听到；
 ④报警范围根据情况随时调整，至少每班检查一次设置是否合理。

记　录

【附】

注意事项

1. 进行心电监护时，建议最先佩戴SPO_2探头。
2. 电极片黏贴于正确的位置，及时更换，更换时擦净黏贴部位皮肤并略移动电极黏附的位置，以免过度刺激皮肤引起不适。
3. 注意氧饱和度探头接触部位的皮肤及血运情况，每2h更换检测部位，以免局部压疮。
4. 合理设置报警范围及音量，避免造成病室噪音。
5. 监护仪报警时及时处理。

有创动脉测压操作程序

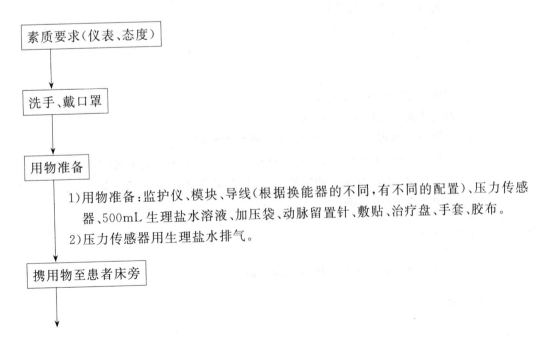

素质要求（仪表、态度）

洗手、戴口罩

用物准备

1）用物准备：监护仪、模块、导线（根据换能器的不同，有不同的配置）、压力传感器、500mL生理盐水溶液、加压袋、动脉留置针、敷贴、治疗盘、手套、胶布。
2）压力传感器用生理盐水排气。

携用物至患者床旁

```
┌──────────┐
│ 核  对   │
└────┬─────┘
     ↓
```
用两种方法核对患者身份。

```
┌──────────┐
│ 解  释   │
└────┬─────┘
     ↓
```

```
┌──────────────────┐
│ 安装动脉测压装置 │
└────┬─────────────┘
     ↓
```
1)连接模块、导线。

2)压力传感器插入固定架。

```
┌──────────┐
│ 动脉穿刺 │
└────┬─────┘
     ↓
```
1)戴手套。

2)选择合适动脉:常用部位为桡动脉(桡动脉穿刺前做 ALLEN 试验,阴性者方可穿刺)。

3)消毒皮肤:以穿刺点为中心,消毒范围大小 8cm×8cm。

4)穿刺:消毒一手食指与中指,按穿刺点上方动脉搏动最强处,另一手持针,穿刺角度 45°,见回血送入套管,按压动脉,防止血液流出,退针芯,连接压力传感器。

5)固定:消毒皮肤待干后,用敷贴及胶布妥善固定动脉留置针。

```
┌──────────────┐
│ 连接测压装置 │
└────┬─────────┘
     ↓
```
1)测压装置与动脉连接。

2)加压袋充气至 300mmHg。

```
┌──────────┐
│ 调  零   │
└────┬─────┘
     ↓
```
1)安置患者体位(仰卧位)。

2)用生理盐水脉冲式冲洗导管。

3)将换能器置于右心房水平(腋中线第四肋间)。

4)调节三通,关闭患者端,使换能器通大气,三通置于换能器同一水平高度。

5)按模块上的"ZERO"或"调零"键,直至屏幕显示动脉压力为"0",调节三通,关闭大气端,进行测压。

```
┌──────────────┐
│ 设置报警范围 │
└────┬─────────┘
     ↓
```
根据患者病情及基础血压设置报警范围。

```
┌──────────┐
│ 整理用物 │
└──────────┘
```

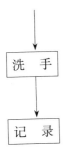

【附】

一、并发症的预防与处理

1. 感染：在操作中应严格执行无菌操作，观察穿刺处有无渗血、发红等情况，保持穿刺处皮肤干燥、清洁、无渗液，若有渗液应及时更换透明敷贴；遵医嘱用药。

2. 皮下血肿：加强穿刺技术，尽可能做到一针见血，减少穿刺的次数，穿刺失败及拔管后要有效地压迫止血，必要时局部用绷带加压包扎，30min后予以解除。穿刺后嘱患者保持术侧肢体伸直，短期内患者如有活动，注意局部观察，以防出血。

二、注意事项

1. 保持动脉导管通畅，有效固定，必要时予以肢体约束。

2. 换能器位置放置正确，观察压力波形并记录动脉压力。

3. 观察并记录穿刺点有无渗血、发红及穿刺侧肢体血运等情况。

4. 常规每4h调零一次，体位改变、波形异常或动脉采血后均须重新调零。

5. 加压袋压力维持在300mmHg。

心电监护仪操作质量管理标准及方法

目的:通过有创和无创的手段对各种波形、压力、氧合等数据进行测量和分析以判断患者的循环功能状态。

检查方法:询问、观察。

心电监护仪操作质量管理程序表

病区 _____ 日期 _____

请在下表适当的方框内打"√":

序 号	主要标准要求	是	否	不适用	备 注
1	评估正确				
2	操作前、后洗手				
3	解释				
4	用物准备正确				
5	皮肤准备符合要求				
6*	电极黏贴正确				
7	监测导联选择正确				
8*	波幅、波形的清晰度调整符合要求				
9*	波速选择正确				
10*	氧饱和度探头放置正确				
11	无创测压模式选择正确				
12*	袖带放置正确、松紧适宜				
13*	测量血压的肢体放置位置正确				
14	有创测压物品准备齐全				
15*	动脉测压装置连接符合要求				
16*	ELLEN试验正确				
17*	严格无菌操作				
18	有创测压妥善固定,确保安全				
19*	调零操作正确				
20*	换能器放置位置正确				
21*	设置报警范围符合要求				
22	能说出报警设定的原则				
23*	能说出有创测压护理要点				
24	仪表、态度、沟通,体现人文关怀				
25	操作熟练				

注:*为质量管理关键点

十、洗胃操作程序与质量管理标准

洗胃操作程序

评估要点

适应证:患者中毒情况,服用时间是否在 4～6h 内(有机磷农药中毒时间可适当
延长)。

禁忌证:1.强酸强碱中毒。

2.患者是否伴有食道静脉曲张、主动脉瘤、严重心脏病、活动性上消化道
出血、胃穿孔,应慎重。

素质要求(仪表、态度)

洗手、戴口罩

用物准备

电动洗胃机及附件 1 套(进水管、出水管、进胃管)、洗胃管 1 根、手套 1 付、弯盘
2 只、纱布 2 块、棉签 1 包、石蜡油 1 支、甘油注射器 1 付、牙垫 1 个、咬口器 1 个、
血管钳 1 把、有刻度的水桶和污物桶各 1 个、普通试管 1 根、水温计 1 支、张口器
1 个、听诊器 1 个、污物杯 1 个。

根据型号不同要求检查机器性能。

根据中毒情况准备洗胃液(温度 35～37℃)。

携用物至患者床旁

核　对

用两种方法核对患者身份。

环境准备

患者床单位周围宽阔,便于操作。

解　释

↓

协助患者取合适体位

清醒者取半卧位或左侧卧位,昏迷者取平卧位或左侧卧位。

↓

戴手套

↓

连接管道

连接进液管、排液管、进胃管,将管道尾端均放入清洁水桶内。

↓

管道排气

接通电源,按启动键,管道排气,循环 2 次。
关闭电源,将排液管尾端放入污物桶内。

↓

插胃管

胃管由鼻腔或口腔插入,插胃管前先取出活动义齿,用石蜡油润滑胃管,口插管先放入咬口器,胃管插入深度为 55～70cm,并确定在胃内,牙垫固定,留取标本,抽尽胃内容物。昏迷、严重喉头水肿、呼吸衰竭等患者应气管插管后再插胃管。

↓

洗胃操作

连接胃管,按启动键,每次灌入量约 300～500mL,洗至无色无味为止。
如出入量不平衡,进液量大于出液量时,按不同型号洗胃机的要求进行操作,每按一次键(液量平衡键),机器自动减少进液量,增加出液量 250mL。

↓

清除胃内残留液体

洗胃结束前按不同型号洗胃机的要求进行操作,清除胃内残留液体。

↓

拔　管

在出胃状态末停机,用血管钳夹闭胃管或用手反折胃管,在患者吸气末拔出胃管。有机磷农药中毒建议留置胃管 24h 以上,以便进行反复洗胃。

↓

洗胃结束后处置

按不同类型洗胃机程序清洗、消毒、保养洗胃机及附件。

↓

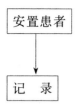

洗胃液量以及患者情况。

【附】

一、并发症的预防与处理

1.窒息

　　昏迷、严重喉头水肿等患者应气管插管后再洗胃。

2.上消化道出血或穿孔

　　使用口径合适的胃管,操作轻柔并涂润滑剂。

3.胃扩张

　　保持出入量平衡,必要时按"液量平衡键";调整胃管深度。

4.吸入性肺炎

　　昏迷患者先气管插管后再插胃管洗胃,拔除胃管时夹闭胃管尾端,在患者吸气末拔管。

二、注意事项

1.注意保暖,观察意识、生命体征及有无并发症的发生。

2.如出现腹痛、虚脱或洗出液体含血性液时及时停止洗胃。

3.观察洗胃液进出是否平衡以及洗出液的颜色、性状、气味。

洗胃操作质量管理标准及方法

目的:迅速清除胃内毒物,阻止毒物进一步吸收。

检查方法:询问、观察。

洗胃操作质量管理程序表

病区＿＿＿＿＿＿＿＿＿＿＿＿＿＿＿＿　　　　　日期＿＿＿＿＿＿＿＿＿＿＿＿＿＿＿＿

请在下表适当的方框内打"√":

序　号	主要标准要求	是	否	不适用	备　注
1	评估正确				
2	操作前、后洗手				
3	用物准备齐全、洗胃液温度正确				
4*	评估中毒情况,正确选择洗胃液				
5	管道连接是否正确				
6	机器性能检查方法正确,管道中无空气				
7*	患者体位正确				
8*	插胃管方法,深度正确				
9*	先抽吸胃内容物,再灌入洗胃液				
10*	每次进液量符合要求				
11*	彻底洗胃直至洗出液无色、无味				
12	安置患者舒适体位,拔胃管方法正确				
13	物品处置正确				
14	记录内容符合要求				
15	能说出洗胃的注意事项、适应证、禁忌证				
16	仪表、态度、沟通,体现人文关怀				
17	操作熟练				

注:＊为质量管理关键点

Ⅱ　患者舒适技术操作程序与质量管理标准

一、铺备用床操作程序与质量管理标准

铺备用床操作程序

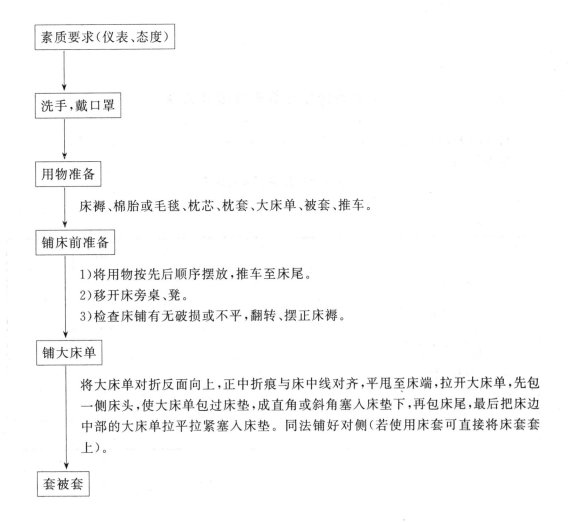

素质要求(仪表、态度)

↓

洗手,戴口罩

↓

用物准备

　　床褥、棉胎或毛毯、枕芯、枕套、大床单、被套、推车。

铺床前准备

　　1)将用物按先后顺序摆放,推车至床尾。
　　2)移开床旁桌、凳。
　　3)检查床铺有无破损或不平,翻转、摆正床褥。

铺大床单

　　将大床单对折反面向上,正中折痕与床中线对齐,平甩至床端,拉开大床单,先包一侧床头,使大床单包过床垫,成直角或斜角塞入床垫下,再包床尾,最后把床边中部的大床单拉平拉紧塞入床垫。同法铺好对侧(若使用床套可直接将床套套上)。

套被套

1)将被套放在床中间,向床头床尾及两边展开,被套开口由床尾向上翻起,把叠成S形弹力絮由被套口向被套头处送入。

2)拉开弹力絮的一角,塞入被套同侧的一角,同法塞入另一角,拉平放于床头。按顺序拉下被套的开口,使整条被子平整,弹力絮不外露。

3)被套开口向床尾,被头平铺床头,铺成被筒,拉平被尾开口向内叠与床尾平。

> 套枕套

套好枕芯,拍松枕芯。枕套开口背向房门,放于床头棉被上与床头平齐。

> 整　理

1)桌、凳放回原处。

2)处置用物。

3)开窗通风。

铺备用床质量管理标准及方法

目的:保持病室的清洁、整齐、准备接待新患者入院。

检查方法:观察。

铺备用床质量管理程序表

病区 _____　　　　　　　　　　日期 _____

请在下表适当的方框内打"√":

序　号	主要标准要求	是	否	不适用	备　注
1	操作前、后洗手				
2	用物准备齐全				
3*	床基平整不松软				
4*	被套平整				
5	床周围环境整洁				
6	操作熟练、节力				

注:＊为质量管理关键点

二、口腔护理操作程序与质量管理标准

口腔护理操作程序

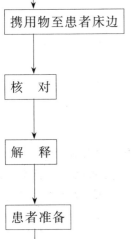

评估要点
1)评估患者病情、意识。
2)评估口腔黏膜、舌苔有无异常,口腔有无异味,牙齿有无松动,有无活动性义齿。
3)评估患者的自理能力及配合程度。

素质要求(仪表、态度)

洗手,戴口罩

用物准备
治疗盘、治疗碗、面巾纸、海绵棒、合适的漱口液、棉签、吸水管、手电筒、石蜡油、压舌板、手套、需要时备张口器、昏迷患者备血管钳和棉球。

携用物至患者床边

核 对

解 释

患者准备
1)患者取平卧或低半卧位,头偏向一侧。
2)将面巾纸垫于颌下,治疗碗置于口角。
3)有假牙先取下用冷水冲洗干净。

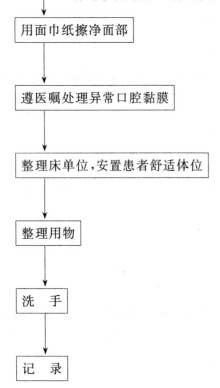

清洁口腔

　　1)检查口腔:观察患者口腔内有无出血、真菌感染等异常现象,用温水漱口(昏迷患者不漱口)。

　　2)用海绵棒蘸取漱口液刷牙(包括外、内、咬、上颚、颊、舌部),直至清洁。

　　3)温水漱口,再次检查口腔。

　　4)昏迷患者用止血钳夹棉球(避免太湿)清洁口腔。

用面巾纸擦净面部

遵医嘱处理异常口腔黏膜

整理床单位,安置患者舒适体位

整理用物

洗　手

记　录

【附】

一、并发症的预防与处理

1. 口腔黏膜损伤

　　1)动作轻柔,昏迷患者使用止血钳时避免其尖端直接触及患者口腔黏膜。

　　2)对凝血机制差、有出血倾向的患者,擦洗过程中特别要注意防止碰伤黏膜及牙龈。

　　3)对需要使用开口器协助张口的患者,应将开口器从臼齿处放入,以防损伤患者口腔黏膜或牙齿;牙关紧闭者不可使用暴力使其张口。

二、注意事项

1. 根据口腔具体情况选择温度、浓度适宜的漱口液。如发生口腔黏膜损伤,应用朵贝尔氏液、呋喃西林液或 $0.1\% \sim 0.2\%$ 双氧水含漱;如有口腔溃疡疼痛时,溃疡面用西瓜霜或锡类散吹敷,必要时可用利多卡因喷雾止痛或洗必泰漱口液直接喷于溃疡面抗感染,每日3～4次。

2. 操作时协助患者取仰卧位,将头偏向一侧,防止漱口液流入呼吸道。昏迷患者口腔护理时棉球要拧干水分,不可过湿;每次擦洗只能夹取一个棉球,防止棉球遗漏在口腔;不可漱口,以防误吸。

3. 检查牙齿情况。操作前看牙齿有无松动、义齿有无松脱,如为活动性义齿,应在操作前取下。

4. 擦拭时动作的力度要适当,防止碰伤黏膜及牙龈。擦舌及上腭时不宜过深,以免引起恶心。

口腔护理操作质量管理标准及方法

目的:保持患者的口腔清洁、湿润,观察口腔黏膜及舌苔的变化,预防口腔感染。

检查方法:询问、观察、检查记录。

口腔护理操作质量管理程序表

病区 _____   日期 _____

请在下表适当的方框内打"√":

序　号	主要标准要求	是	否	不适用	备　注
1	评估正确				
2	操作前、后洗手				
3	用物准备正确				
3	选择合适漱口液				
5*	操作前、后检查口腔				
6	擦拭时力度适当,未损伤黏膜及牙龈				
7*	口腔清洁、无异味、患者舒适				
8*	口腔黏膜、口唇观察及处理正确				
9*	昏迷患者无呛咳、误吸发生				
10	用物处理正确				
11	记录符合要求				
12	仪表、态度、沟通,体现人文关怀				
13	操作熟练				

注：＊为质量管理关键点

三、口插管患者口腔护理操作程序与质量管理标准
（附气管插管牙垫固定操作程序）

口插管患者口腔护理操作程序

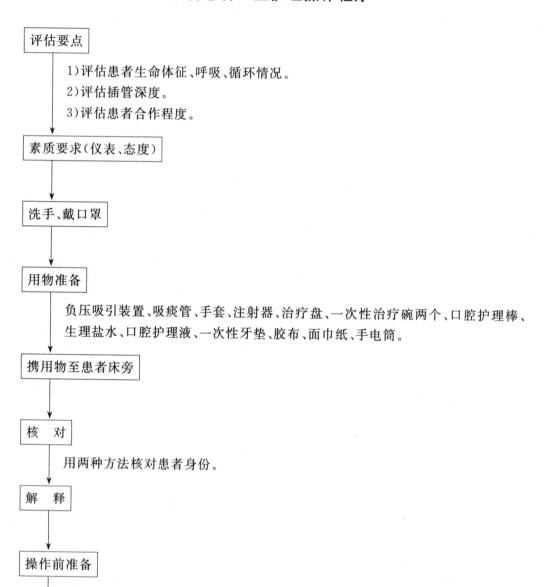

评估要点

　1）评估患者生命体征、呼吸、循环情况。
　2）评估插管深度。
　3）评估患者合作程度。

素质要求（仪表、态度）

洗手、戴口罩

用物准备

　负压吸引装置、吸痰管、手套、注射器、治疗盘、一次性治疗碗两个、口腔护理棒、生理盐水、口腔护理液、一次性牙垫、胶布、面巾纸、手电筒。

携用物至患者床旁

核　对

　用两种方法核对患者身份。

解　释

操作前准备

　1）戴手套。
　2）检查插管气囊压力、气管插管距门齿距离。
　3）一次性治疗碗内倒入漱口液或生理盐水（根据病情选择）。

　　　　4)甲:一手扶住气管插管和牙垫。

　　　　5)乙:将原固定的胶布去除,必要时为男性患者剃除胡须。

　　　　6)乙:用手电筒检查口腔黏膜。

口腔冲洗

　　　　1)甲:另一手用注射器抽吸生理盐水注入口腔。

　　　　2)乙:用吸痰管抽吸口腔内的分泌物,反复多次进行。

　　　　3)乙:口腔护理棒蘸口腔护理液,按口腔护理清洁口腔和插管上的分泌物,如口
　　　　　　腔有异味可用牙膏擦拭。

　　　　4)甲:再次用注射器抽吸生理盐水冲洗口腔。

　　　　5)乙:吸尽口腔内分泌物。

　　　　6)操作过程严密观察患者生命体征变化。

异常口腔黏膜、口唇的处理

更换牙垫及固定

　　　　1)取出原来牙垫,从另一侧将新牙垫放入上下齿之间,凹面与口插管契合,气囊
　　　　　　管置入其中。

　　　　2)检查口插管与门齿的距离。

　　　　3)牙垫绳子妥善固定。

　　　　4)擦尽面部,用胶布无张力黏贴固定插管。

再次评估

　　　　1)口插管至门齿距离,肺部听诊,确认气管插管有无移位。

　　　　2)观察呼吸、循环情况。

整理用物

洗　手

记　录

　　　　1)口插管至门齿距离。

　　　　2)呼吸、循环情况。

　　　　3)口腔黏膜情况。

【附】

一、并发症的预防与处理

1. 导管滑脱

预防：操作前解释到位，取得患者合作，也可遵医嘱根据病情给予小剂量镇静药。妥善固定气管插管，并保证气囊压力充盈。

处理：立即通知医生，呼吸皮囊加压给氧，评估并监测患者生命体征，按《气管插管意外拔管应急预案》处理。

2. 误吸

预防：病情允许应抬高床头 $30°$，操作前检测气囊压力，确保在 $30\sim35cmH_2O$。

二、注意事项

1. 操作前检测气囊压力，确保气囊压力在 $30\sim35cmH_2O$。
2. 有效固定导管，防止意外拔管的发生。
3. 根据病情选择口腔护理液，如口泰、洗必泰等，必要时备牙膏。
4. 固定牙垫松紧适宜，胶布采用无张力黏贴。

气管插管牙垫固定操作程序

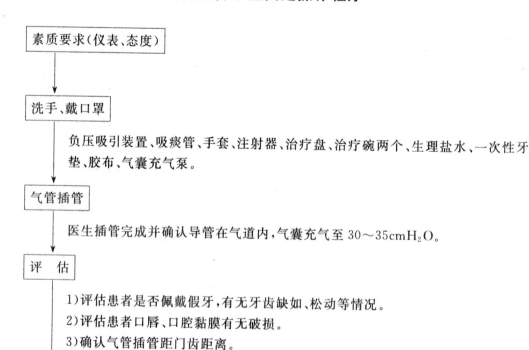

素质要求(仪表、态度)

↓

洗手、戴口罩

负压吸引装置、吸痰管、手套、注射器、治疗盘、治疗碗两个、生理盐水、一次性牙垫、胶布、气囊充气泵。

↓

气管插管

医生插管完成并确认导管在气道内，气囊充气至 $30\sim35cmH_2O$。

↓

评 估

1)评估患者是否佩戴假牙，有无牙齿缺如、松动等情况。
2)评估患者口唇、口腔黏膜有无破损。
3)确认气管插管距门齿距离。

↓

放置牙垫

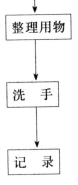

1)牙垫放入上下齿之间,凹面与口插管契合,气囊管置入其中。

2)患者若有假牙,假牙佩戴妥当后再放入牙垫。

3)患者若有牙齿缺如,应将口插管置于缺如处。

4)患者若有牙齿松动,应做固定后放入牙垫。

5)牙垫放入时应避开明显的口唇破损处。

固定牙垫

1)牙垫绳子妥善固定,环绕面部在一侧脸部下方打结,松紧可纳一指。

2)擦净面部,用胶布无张力黏贴固定口插管。

再次评估

1)口插管至门齿距离,肺部听诊,确认气管插管有无移位。

2)观察呼吸、循环情况。

整理用物

洗　手

记　录

1)口插管至门齿距离。

2)口唇、口腔黏膜有无破损。

3)呼吸、循环等情况。

【附】

注意事项

1.固定前确认导管位置,检测气囊压力,保证处于 $30\sim35cmH_2O$。

2.确保导管安全性,防止意外拔管的发生。

3.牙垫固定时松紧适宜,胶布无张力黏贴。

4.仔细观察并记录患者牙齿及口腔黏膜情况。

口插管患者口腔护理操作质量管理标准和方法

目的:保持患者的口腔清洁、湿润,观察口腔黏膜及舌苔的变化,预防口腔感染;保证口插管的妥善固定,防止意外拔管发生。

检查方法:观察、检查记录。

口插管患者口腔护理操作质量管理程序表

病区 _____ 日期 _____

请在下表适当的方框内打"√":

序　号	主要标准要求	是	否	不适用	备　注
1	评估正确				
2	操作前、后洗手				
3	用物准备齐全、口腔护理液选择正确				
4*	观察患者呼吸及循环情况				
5*	检查气囊压力				
6*	检查气管插管距门齿距离				
7*	操作时固定插管不滑脱				
8	检查口腔黏膜、牙齿				
9*	冲洗、清洁口腔方法正确				
10*	口腔清洁、无异味				
11*	异常黏膜、口唇处置正确				
12	牙垫从另一侧放入上下齿之间,凹面与口插管契合,气囊管置入其中				
13*	固定口插管方法安全、有效				
14*	口插管插入深度符合要求				
15*	再次评估患者呼吸、循环情况				
16	记录符合要求				
17	仪表、态度、沟通,技体现人文关怀				
18	操作熟练				

注: * 为质量管理关键点

四、床上擦浴操作程序与质量管理标准

床上擦浴操作程序

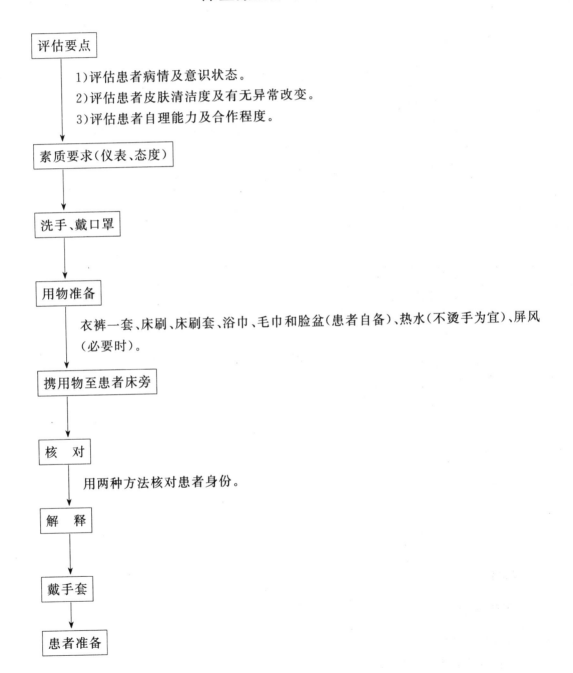

评估要点

　　1)评估患者病情及意识状态。
　　2)评估患者皮肤清洁度及有无异常改变。
　　3)评估患者自理能力及合作程度。

素质要求(仪表、态度)

洗手、戴口罩

用物准备

　　衣裤一套、床刷、床刷套、浴巾、毛巾和脸盆(患者自备)、热水(不烫手为宜)、屏风(必要时)。

携用物至患者床旁

核　对

　　用两种方法核对患者身份。

解　释

戴手套

患者准备

1)保护患者隐私(用床帘、屏风等遮蔽)。

2)询问患者大小便。

3)取平卧位。

擦 洗

1)擦洗面颈部:毛巾在热水中摆洗并拧干后进行擦洗,按照眼→额头→面颊→鼻子→耳朵→下颌→颈部的顺序进行。

2)擦洗上肢、胸腹部、下肢。

3)擦洗背部:患者背向护士取侧卧位进行擦洗。

4)擦洗会阴:对于能够自立擦拭会阴部的患者,应该递上毛巾,让患者自己擦拭。另外,根据需要也可以进行会阴清洁。

5)患者身体置有导管的,需妥善固定导管后擦洗,避免导管滑脱。

6)心电监护的患者擦洗胸腹部时应适当挪动一下电极的位置。

7)擦洗过程中注意保暖和隐私保护,根据情况更换热水、脸盆、毛巾,更换热水前,需将毛巾洗涤干净。

8)擦洗过程中注意观察患者病情,如有无出现寒战、面色苍白等情况,皮肤有无异常。

更换衣裤、整理床单位

1)穿同侧衣裤。

2)整理床单位。

3)平卧。

4)至对侧穿衣裤。

5)整理床单位。

整理用物

洗 手

记 录

【附】

注意事项

1.饭后不宜马上擦浴。

2.注意保护患者隐私,防止患者着凉。

3. 注意擦净耳后、腋窝、脐部、腹股沟、指/趾间等处皮肤,擦洗乳房时应顺着乳房雏形环形擦拭,观察皮肤有无异常。

4. 擦洗过程密切观察病情,如出现寒战、面色苍白等异常情况,立刻停止操作并适当处理。

5. 翻身时注意导管安全。

6. 注意不要将床单位弄湿。

床上擦浴质量管理标准及方法

目的:保持患者全身皮肤的清洁,满足患者舒适,促进血液循环,预防压疮和皮肤感染等并发症。

检查方法:询问、观察、检查记录。

床上擦浴质量管理程序表

病区 _____   日期 _____

请在下表适当的方框内打"√":

序　号	主要标准要求	是	否	不适用	备　注
1	评估正确				
2	操作前、后洗手				
3	用物准备齐全				
4*	操作中注意保暖				
5*	操作中注意隐私保护				
6	水温适宜				
7	翻身方法正确,动作稳,不拖、拉患者				
8*	患者皮肤清洁				
9*	妥善安置导管、无滑出				
10	记录符合要求				
11	床单位平整、整洁,衣裤平整				
12	患者感觉舒适				
13	卧位舒适				
14	仪表、态度、沟通,体现人文关怀				
15	操作熟练				

注: *为质量管理关键点

五、卧位患者更换床单操作程序与质量管理标准

卧位患者更换床单操作程序

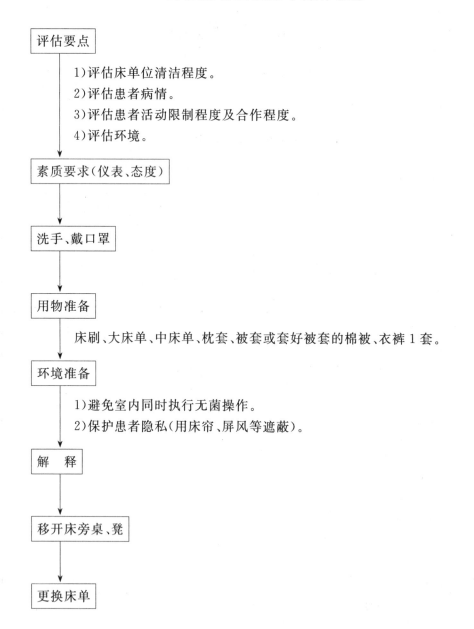

评估要点

　　1)评估床单位清洁程度。
　　2)评估患者病情。
　　3)评估患者活动限制程度及合作程度。
　　4)评估环境。

素质要求(仪表、态度)

洗手、戴口罩

用物准备

　　床刷、大床单、中床单、枕套、被套或套好被套的棉被、衣裤1套。

环境准备

　　1)避免室内同时执行无菌操作。
　　2)保护患者隐私(用床帘、屏风等遮蔽)。

解　　释

移开床旁桌、凳

更换床单

1）松开大单各层,移枕至床对侧。

2）患者手放于胸前,下肢微曲,协助患者翻身至对侧,翻身时确保患者安全,观察皮肤情况。

3）卷近侧中床单,擦净油布后再垫至患者臀下,翻上油布。

4）卷近侧大床单于患者身下,扫净床褥上的碎屑。

5）将清洁大床单对齐床中线铺在床上,包紧近侧上下两角,最后拉紧油布中床单一起垫入床垫下,铺好同侧中床单,垫入床垫下。

6）帮助患者翻身,按顺序拆除对侧各层床单放入治疗车下层,扫净床上的碎屑,再铺平床单。

7）患者需要时帮助更换衣裤。

更换被套

1）展开棉被。

2）棉胎在污被套内折成"S"形。

3）清洁被套正面朝外铺于盖被上,打开下部 1/3。

4）取出棉胎置于清洁的被套内,展开铺平。

5）撤出污被套。

6）患者平卧,整理衣裤,整理棉被,做好保暖。

有条件可直接更换套好被套的棉被。

更换枕套

换下脏枕套,拍松枕芯,搁上枕头,取舒适卧位。

移回床旁桌、凳

整理床单位,整理用物

【附】

注意事项

1. 运用人体力学原理,防止职业损伤,满足患者舒适需要。

2. 操作时密切观察患者病情,如有异常立刻停止操作并作相应处理。

3. 翻身时注意管道安全。

4. 注意保暖防止患者着凉。

卧位患者更换床单质量管理标准及方法

目的:使患者清洁、舒适。

检查方法:观察。

卧位患者更换床单质量管理程序表

病区＿＿＿＿＿＿＿＿＿＿＿＿＿＿＿＿　　　　　　日期＿＿＿＿＿＿＿＿＿＿＿＿＿

请在下表适当的方框内打"√":

序　号	主要标准要求	是	否	不适用	备　注
1	操作前、后洗手				
2	用物准备齐全				
3	操作环境符合要求				
4	评估正确				
5*	保暖				
6*	保护患者隐私、确保患者安全				
7*	翻身后观察皮肤				
8*	中床单、大床单平整无褶皱				
9*	被套平整				
10*	患者衣裤清洁干燥,床上无碎屑				
11*	患者各导管、静脉通路无扭曲或滑脱				
12	患者体位安置舒适				
13	仪表、态度、沟通,体现人文关怀				
14	操作熟练、节力				

注: ＊为质量管理关键点

六、床上洗发操作程序与质量管理标准

床上洗发操作程序

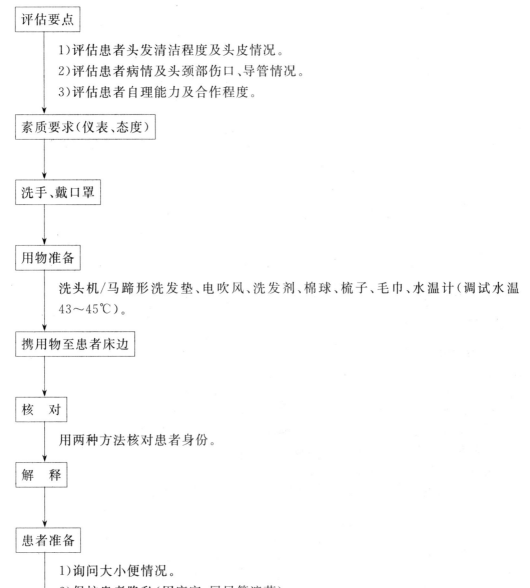

评估要点

1)评估患者头发清洁程度及头皮情况。
2)评估患者病情及头颈部伤口、导管情况。
3)评估患者自理能力及合作程度。

素质要求(仪表、态度)

洗手、戴口罩

用物准备

洗头机/马蹄形洗发垫、电吹风、洗发剂、棉球、梳子、毛巾、水温计(调试水温43~45℃)。

携用物至患者床边

核 对

用两种方法核对患者身份。

解 释

患者准备

1)询问大小便情况。
2)保护患者隐私(用床帘、屏风等遮蔽)。
3)协助仰卧位,枕垫于肩下,毛巾围于颈部并固定,插入马蹄形洗发垫或洗头机水槽,棉球塞入耳道。

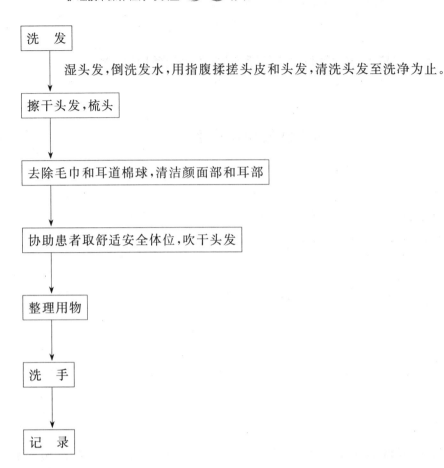

洗　发

湿头发,倒洗发水,用指腹揉搓头皮和头发,清洗头发至洗净为止。

擦干头发,梳头

去除毛巾和耳道棉球,清洁颜面部和耳部

协助患者取舒适安全体位,吹干头发

整理用物

洗　手

记　录

【附】

注意事项

1. 评估水温,防止烫伤。

2. 洗头时注意头颈部伤口及管道安全。

3. 防止污水溅入眼、耳内,避免沾湿被褥和衣服。

4. 揉搓力量适中,避免用指甲抓,防止抓伤头皮。

5. 注意保暖,防止患者着凉。

6. 操作时密切观察患者病情,如有异常立刻停止操作并作相应处理。

床上洗发质量管理标准及方法

目的:保持患者头发清洁整齐,满足患者舒适,预防头皮细菌感染,促进血液循环。

检查方法:询问、观察、检查记录。

床上洗头质量管理程序表

病区 _____ 日期 _____

请在下表适当的方框内打"√":

序　号	主要标准要求	是	否	不适用	备　注
1	评估正确				
2	操作前、后洗手				
3	用物准备齐全				
4	操作中注意保暖				
5*	水温适宜				
6*	洗发时,用指腹揉搓头皮和头发				
7*	头发清洁				
8*	头颈部管道无滑脱				
9	记录符合要求				
10	卧位舒适				
11	患者感觉舒适				
12	仪表、态度、沟通体现人文关怀				
13	操作熟练				

注：＊为质量管理关键点

Ⅲ　生命体征监测技术操作程序与质量管理标准

体温、脉搏、呼吸、血压测量操作程序与质量管理标准
（附红外耳温计操作程序）

体温、脉搏、呼吸、血压测量操作程序

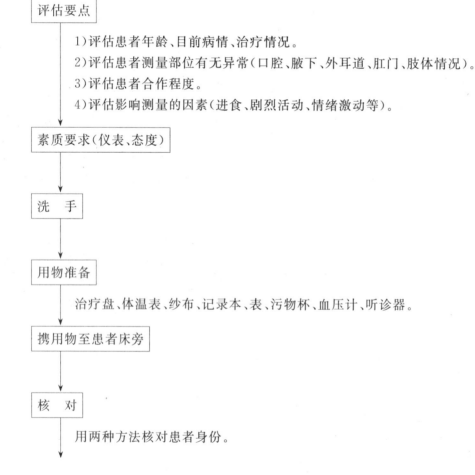

评估要点

1）评估患者年龄、目前病情、治疗情况。
2）评估患者测量部位有无异常（口腔、腋下、外耳道、肛门、肢体情况）。
3）评估患者合作程度。
4）评估影响测量的因素（进食、剧烈活动、情绪激动等）。

素质要求（仪表、态度）

洗　手

用物准备

治疗盘、体温表、纱布、记录本、表、污物杯、血压计、听诊器。

携用物至患者床旁

核　对

用两种方法核对患者身份。

解　释

↓

取舒适卧位

↓

测量体温

1)测量前检查体温表水银端有无破裂,水银柱是否在35℃以下。

2)口腔测量法:将体温表放于患者舌下,嘱患者用鼻呼吸,勿用牙咬,测量3min。

　腋下测量法:擦干腋窝汗液,将体温表水银端放于腋窝深处并贴紧皮肤,屈臂过胸夹紧体温表,测量5～10min。

　肛门测量法:患者侧卧或平卧,用润滑油润滑肛表,轻轻插入肛门3～4cm,测量3min(注:小儿及神志不清者应协助扶持)。

3)擦净体温表,看清体温表数值,将结果告知患者或家属。

4)将体温表数值甩至35°以下。

5)将体温表放入污物杯内。

6)记录体温。

↓

测量脉搏

1)将患者手臂放于舒适位置。

2)右手食指、中指触及桡动脉搏动处测1min,计数。

3)短绌脉测量时应有两人合作,同时计数1min或心率参照心电监护。

↓

测呼吸

1)测量脉搏的手不动,观察胸廓起伏,一起一伏为1次。

2)计数1min。

3)记录脉搏、呼吸次数。

↓

测量血压准备

暴露上臂,使上臂、血压计零点与心脏处于同一水平。

↓

测量血压

1）打开水银槽开关，驱尽袖带内空气，平整无褶缠于上臂中部，下缘距肘窝 2～3cm，松紧适宜，以可放入 2～3 个手指为宜。

2）置听诊器于肱动脉搏动处，并用手轻按。

3）一手握气球，关闭气门充气。

4）打气至动脉搏动消失，再升高 2～4kPa（16～32mmHg），缓慢放开气门，速度为（4mmHg/s），观察刻度，第一音响即为收缩压，音响消失或变弱为舒张压。

5）取下袖带，排尽余气。

6）关气门螺帽，整理放入盒内，将血压计倾斜 45°，关闭水银槽开关，助患者恢复体位。

7）记录结果。

整理用物

体温表、血压计按要求消毒处理。

洗　手

红外耳温计操作程序

评估要点

1）评估患者耳道是否有出血或其他排出物。

2）评估患者耳道是否有急性或持续炎症。

3）评估患者是否有面部或耳部畸形。

4）评估患者是否使用滴耳剂或耳道内放置其他药物。

5）评估患者是否使用助听器或耳塞。

素质要求（仪表、态度）

洗手、戴口罩

用物准备

红外耳温仪、探头帽。

携用物至患者床旁

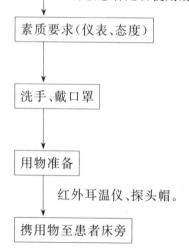

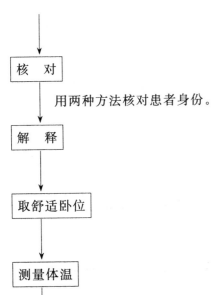

核　对

用两种方法核对患者身份。

解　释

取舒适卧位

测量体温

1)取出耳温计,正确放置探头帽后,耳温计自动开机伴随出现信号蜂鸣音,当显示界面"___"后,开始测量体温。

2)探头轻柔地放入耳道,按下"START"按钮,出现指示灯闪烁,提示正在测量体温。

3)待指示灯持续亮着,伴随一声长的蜂鸣音后,提示体温测量结束。

4)记录结果。

整理用物

取下探头帽,用酒精棉签擦拭探头窗口后放置于保护罩内。

洗　手

【附】

注意事项

1.测体温注意事项

1)婴幼儿、意识不清或不合作患者测温时,护士不宜离开。

2)婴幼儿、精神异常、昏迷、不合作、口鼻手术或呼吸困难患者,禁忌测量口温。

3)进食、吸烟、面颊部做冷、热敷患者应推迟30min后测量口腔温度。

4)腋下有创伤、手术、炎症、腋下出汗较多、极度消瘦的患者,不宜腋下测温;沐浴后需等待20min后再测腋下温度。

5)腹泻、直肠或肛门手术,心肌梗死患者不宜用直肠测量法。

6)体温与病情不相符合时重复测温,必要时可同时采取两种不同的测量方式作为对照。

2.测脉搏、呼吸注意事项

1）当脉搏细弱难以触诊时，可用听诊器听诊心率 1min 代替。

2）偏瘫患者选择健侧肢体测量脉搏。

3）除桡动脉外，可测颞动脉、肱动脉、颈动脉、股动脉、腘动脉、足背动脉等。

4）测量呼吸时宜取仰卧位。

5）不可用拇指诊脉。

3.无创血压测量注意事项

1）血压测量应在患者平静时进行，遵循四定的原则：定时间、定体位、定部位、定血压计。

2）测量肢体的肱动脉与心脏处于同一水平位置，卧位时平腋中线，坐位时平第四肋。

3）偏瘫患者选择健侧上臂测量。

4）测量前需检查血压计的有效性，定期检测、校对血压计。

5）如发现血压听不清或异常时，应重测；先驱净袖带内空气，使汞柱降至"0"，稍休息片刻再行测量，必要时做对照复查。

4.红外耳温计使用注意事项

1）红外耳温仪的正常范围：35.8～37.6℃。

2）存放要求：10～40℃干燥处，避免阳光直射。

3）清洁要求：使用酒精棉签擦拭探头窗口。禁止使用酒精之外的化学试剂清洁探头窗口或将耳温计浸入水或其他液体中。

4）耳道有出血或其他排出物的患者勿用。

5）耳道有急性或持续炎症的患者勿用。

6）面部或耳部畸形的患者，尽量不要使用耳温计。

7）用滴耳剂或耳道内放置其他药物的患者，使用未接受治疗侧耳朵测量。

8）使用助听器或耳塞的患者，需除去该设备 20min 后测量。

体温、脉搏、呼吸测量操作质量管理标准及方法

目的：了解病情，协助诊治。

检查方法：询问、观察。

体温、脉搏、呼吸测量操作质量管理程序表

病区 _____　　　　　　日期 _____

请在下表适当的方框内打"√"：

序　号	主要标准要求	是	否	不适用	备　注
1	评估正确				
2	操作前、后洗手				
3	用物准备正确				
4*	体温表放置方法、部位、时间正确				
5*	体温测量结果正确				
6*	红外耳温仪使用方法正确				
7*	测量脉搏方法、部位、时间正确				
8*	脉搏测量结果正确				
9*	测量呼吸方法、时间正确				
10*	呼吸测量结果正确				
11	用物处置正确				
12	仪表、态度、沟通，体现人文关怀				
13	操作熟练				

注：＊为质量管理关键点

血压测量操作质量管理标准及方法

目的:了解病情,协助诊治。

检查方法:询问、观察。

血压测量操作质量管理程序表

病区＿＿＿＿＿＿＿＿＿＿＿＿＿＿＿＿　　　　　　日期＿＿＿＿＿＿＿＿＿＿＿＿＿

请在下表适当的方框内打"√":

序　号	主要标准要求	是	否	不适用	备　注
1	评估正确				
2	操作前、后洗手				
3	用物准备正确				
4*	体位正确				
5*	使用袖带正确(部位、松紧度)				
6	听诊部位正确				
7*	血压计放置位置正确				
8*	测量方法正确				
9*	测量结果正确				
10	用物整理正确				
11*	能说出测量血压的注意事项				
12	仪表、态度、沟通,体现人文关怀				
13	操作熟练				

注: *为质量管理关键点

Ⅳ 给药治疗技术操作程序与质量管理标准

一、皮内注射操作程序与质量管理标准
（以青霉素过敏试验为例）

皮内注射操作程序

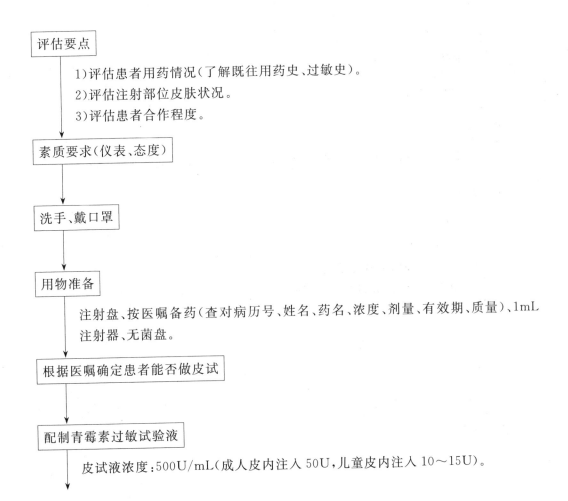

评估要点

　　1）评估患者用药情况（了解既往用药史、过敏史）。
　　2）评估注射部位皮肤状况。
　　3）评估患者合作程度。

素质要求（仪表、态度）

洗手、戴口罩

用物准备

　　注射盘、按医嘱备药（查对病历号、姓名、药名、浓度、剂量、有效期、质量）、1mL
注射器、无菌盘。

根据医嘱确定患者能否做皮试

配制青霉素过敏试验液

　　皮试液浓度：500U/mL（成人皮内注入50U，儿童皮内注入10～15U）。

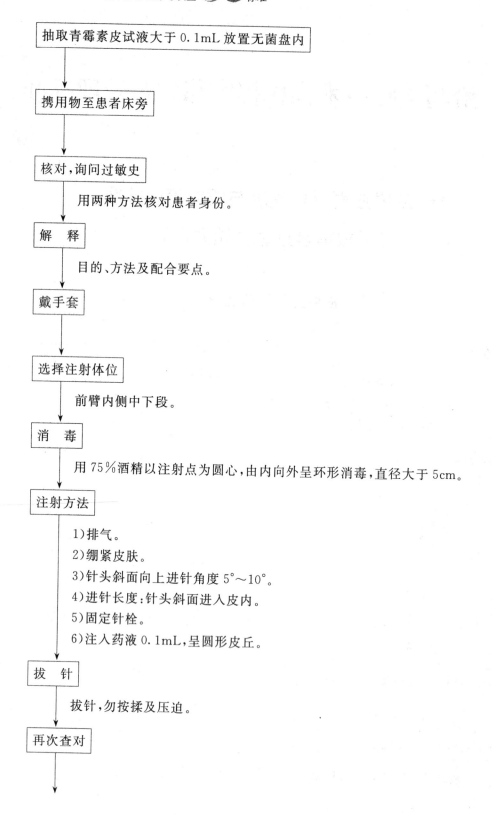

抽取青霉素皮试液大于 0.1mL 放置无菌盘内

携用物至患者床旁

核对,询问过敏史

用两种方法核对患者身份。

解　释

目的、方法及配合要点。

戴手套

选择注射体位

前臂内侧中下段。

消　毒

用 75% 酒精以注射点为圆心,由内向外呈环形消毒,直径大于 5cm。

注射方法

1)排气。

2)绷紧皮肤。

3)针头斜面向上进针角度 5°～10°。

4)进针长度:针头斜面进入皮内。

5)固定针栓。

6)注入药液 0.1mL,呈圆形皮丘。

拔　针

拔针,勿按揉及压迫。

再次查对

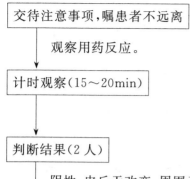

交待注意事项,嘱患者不远离观察用药反应。

↓

计时观察(15～20min)

↓

判断结果(2人)

阴性:皮丘无改变,周围无红肿、红晕,无自觉症状。

阳性:局部皮丘隆起增大,出现红晕,直径大于1cm,周围有伪足,局部痒感,严重时可有头晕、心慌、恶心,甚至发生过敏性休克。如有可疑结果可作对照试验(如同侧手臂,两个皮丘间距不小于5cm)。

↓

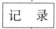

记录试验结果(双签名),阳性者在病历、床头卡、腕带等处做好标识,同时告知患者试验结果。

↓

整理用物

↓

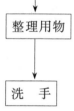

洗　手

【附】

注意事项

1. 严格执行查对制度和无菌操作原则。

2. 做皮内试验前,详细询问用药史、过敏史,如患者对需要注射的药物有过敏史,则不可作皮内试验,应与医生联系,更换其他药物。

3. 注入的剂量要准确,不得两种皮内试验液同时进行,以免影响判断过敏药物的种类。

4. 消毒皮肤时,避免反复用力涂擦局部皮肤,忌用含碘消毒剂,以免影响对局部反应的观察。

5. 进针角度不宜过大,不应抽回血。

6. 备好相应抢救药物与设备,及时处理过敏反应。

7. 注射完毕应嘱咐患者勿用手按揉注射部位,以免影响结果的观察。不得擅自离开。如有不适,立即报告医生或护士。

皮内注射操作质量管理标准及方法

目的:1.用于药物过敏试验。2.局部麻醉的先驱步骤。3.预防接种。

检查方法:询问、观察。

皮内注射操作质量管理程序表

病区 _____ 日期 _____

请在下表适当的方框内打"√":

序　号	主要标准要求	是	否	不适用	备　注
1	评估正确				
2	操作前、后洗手、戴口罩				
3	用物准备齐全、正确				
4*	"三查七对"				
5*	皮试液配置浓度正确				
6*	询问过敏史				
7*	注射部位、方法正确				
8*	注射量正确				
9	拔针方法正确				
10*	严格无菌操作				
11*	能正确判断皮试结果				
12*	两人判断并双签名				
13	正确记录结果,并做好标识				
14	一次性针头放入锐器盒,用物处置正确				
15	能说出皮试的适应证、禁忌证				
16*	能说出过敏性休克抢救程序				
17	仪表、态度、沟通,体现人文关怀				
18	操作熟练				

注: * 为质量管理关键点

二、皮下注射操作程序与质量管理标准

皮下注射操作程序

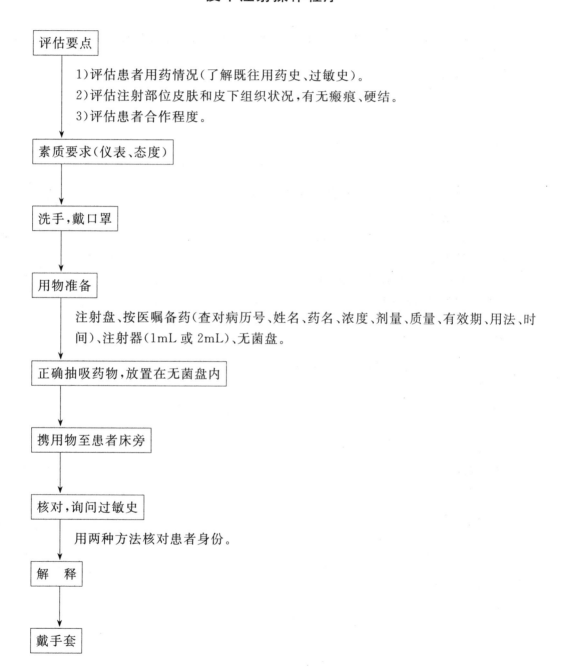

评估要点

1）评估患者用药情况（了解既往用药史、过敏史）。
2）评估注射部位皮肤和皮下组织状况，有无瘢痕、硬结。
3）评估患者合作程度。

素质要求（仪表、态度）

洗手，戴口罩

用物准备

注射盘、按医嘱备药（查对病历号、姓名、药名、浓度、剂量、质量、有效期、用法、时间）、注射器（1mL 或 2mL）、无菌盘。

正确抽吸药物，放置在无菌盘内

携用物至患者床旁

核对，询问过敏史

用两种方法核对患者身份。

解　释

戴手套

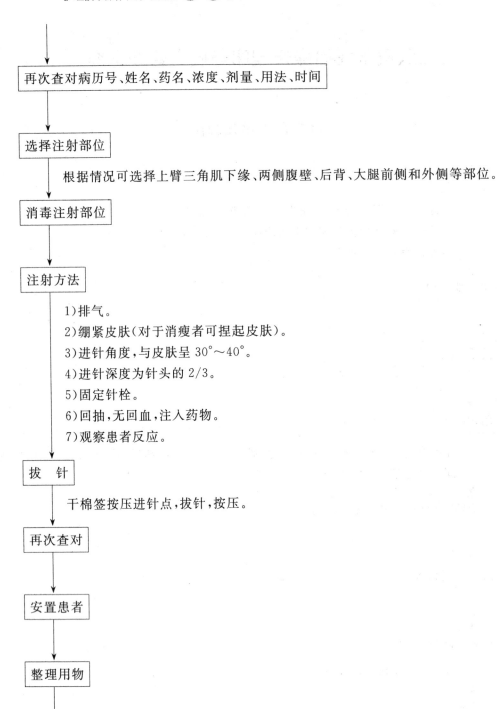

再次查对病历号、姓名、药名、浓度、剂量、用法、时间

选择注射部位

　　根据情况可选择上臂三角肌下缘、两侧腹壁、后背、大腿前侧和外侧等部位。

消毒注射部位

注射方法

　　1)排气。

　　2)绷紧皮肤(对于消瘦者可捏起皮肤)。

　　3)进针角度,与皮肤呈 30°～40°。

　　4)进针深度为针头的 2/3。

　　5)固定针栓。

　　6)回抽,无回血,注入药物。

　　7)观察患者反应。

拔　针

　　干棉签按压进针点,拔针,按压。

再次查对

安置患者

整理用物

洗　手

【附】

一、并发症的预防与处理

参考肌肉注射并发症的预防与处理。

二、注意事项

1. 严格执行查对制度和无菌操作原则。

2. 刺激性强的药物不宜皮下注射。

3. 对长期注射者,应经常更换注射部位,以促进药物的充分吸收。

4. 对过于消瘦者,可捏起局部组织,穿刺角度适当减少。

5. 针头刺入角度不宜超过 $45°$,以免刺入肌层。

6. 遵医嘱及药品说明书使用药品。

三、肌内注射操作程序与质量管理标准

肌内注射操作程序

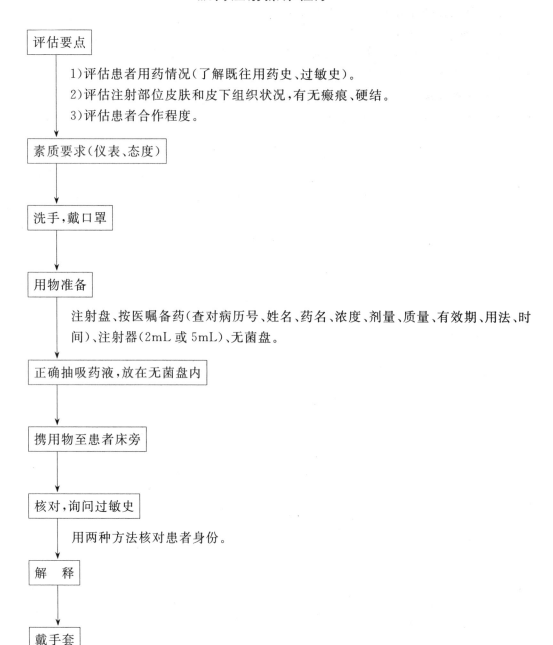

评估要点

1)评估患者用药情况(了解既往用药史、过敏史)。
2)评估注射部位皮肤和皮下组织状况,有无瘢痕、硬结。
3)评估患者合作程度。

素质要求(仪表、态度)

洗手,戴口罩

用物准备

注射盘、按医嘱备药(查对病历号、姓名、药名、浓度、剂量、质量、有效期、用法、时间)、注射器(2mL 或 5mL)、无菌盘。

正确抽吸药液,放在无菌盘内

携用物至患者床旁

核对,询问过敏史

用两种方法核对患者身份。

解 释

戴手套

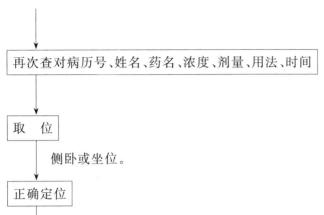

再次查对病历号、姓名、药名、浓度、剂量、用法、时间

取 位

侧卧或坐位。

正确定位

臀大肌内注射:

1) 十字法:从臀裂顶点向左或右作一水平线,然后从髂嵴最高点作一垂线,其外上象限为注射部位,注意避开内角。

2) 联线法:取髂前上棘与尾骨联线的外上 1/3。

臀中肌、臀小肌注射:

1) 以无名指尖和中指尖分别置于髂前上棘和髂嵴下缘处,这样髂嵴、无名指、中指之间便构成一个三角区域,此区域即为注射部位。

2) 髂前上棘外侧三横指处(以患者自己手指的宽度为标准)。

股外侧肌肌内注射:大腿中段外侧。

上臂三角肌内注射:取上臂外侧,肩峰下 2～3 横指处(只能作小剂量注射)。

消毒皮肤

注 射

1) 排气。

2) 绷紧皮肤。

3) 进针角度:与皮肤呈 90°快速进针。

4) 进针深度为针头的 2/3(消瘦者及患儿的进针深度酌减)。

5) 固定针栓,确定无回血,缓慢而均匀推药。

6) 观察患者反应。

拔 针

拔针,用干棉签按压进针点。

再次查对

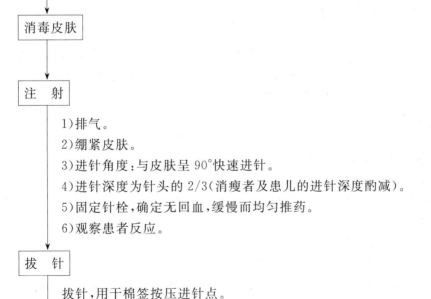

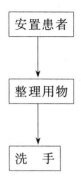

【附】

一、并发症的预防与处理

1. 出血

    预防：操作前仔细询问患者有无凝血机制障碍，注射完毕后准确按压注射部位，按压时间充分，有凝血机制障碍者要适当延长按压时间。

    处理：有血肿形成者，遵医嘱对症处理。

2. 硬结形成

    预防：(1)准确掌握注射深度。(2)避免长期在同一个部位注射，注射时避开瘢痕、炎症、皮肤破损处。(3)严格执行无菌技术。(4)对于一些难吸收的药液，注射后及时给予局部热敷或按摩。

    处理：遵医嘱予湿热敷、理疗等。

3. 神经损伤

    预防：(1)正确选择注射部位，避开神经和血管走行部位进针。(2)注射过程中认真听取患者的主诉，如发现神经支配区麻木或放射痛，应立即拔针，停止注射。

    处理：遵医嘱给予理疗、热敷、营养神经药物治疗。

二、注意事项

1. 严格执行查对制度和无菌操作原则。

2. 刺激性强的药物不宜皮下注射。

3. 选择合适的注射部位，避开硬结和瘢痕。对长期注射者，应有计划地更换注射部位，并选择细长针头。

4. 出现局部硬结者，可采用热敷、理疗等方法。

5. 切勿将针头全部刺入，以防针梗从根部折断。

6. 2岁以下婴幼儿不宜选用臀大肌注射，最好选择臀中肌和臀小肌注射。

7. 遵医嘱及药品说明书使用药品。

8. 观察注射后疗效和不良反应。

9. 根据药物性质选择合适的针头，如油剂应选择9号及以上针头。

皮下与肌内注射操作质量管理标准及方法

目的:不宜口服、要求起效快而又不适于或不必要采用静脉注射者,可采用皮下或肌内注射。

检查方法:询问、观察。

皮下与肌内注射操作质量管理程序表

病区＿＿＿＿＿＿＿＿＿＿＿＿　　　　　　　　日 期＿＿＿＿＿＿＿＿＿＿＿＿

请在下表适当的方框内打"√":

序　号	主要标准要求	是	否	不适用	备　注
1	评估正确				
2	操作前、后洗手				
3	用物准备齐全、正确				
4*	"三查七对"				
5*	询问过敏史				
6*	正确抽吸药液、剂量正确				
7*	注射部位、方法正确				
8	体位正确				
9	拔针方法正确				
10*	严格无菌技术				
11	患者舒适、痛感较小				
12	一次性针头放入锐器盒,用物处置正确				
13	仪表、态度、沟通,体现人文关怀				
14	操作熟练				

注:＊为质量管理关键点

四、静脉输液操作程序与质量管理标准
（附静脉留置针操作程序与质量管理标准）

静脉输液操作程序

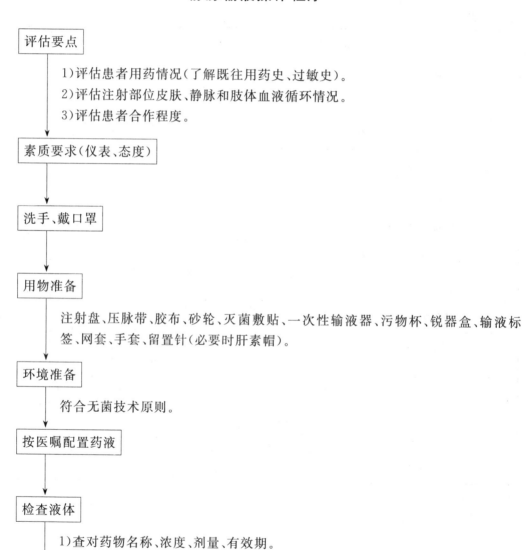

评估要点

1）评估患者用药情况（了解既往用药史、过敏史）。

2）评估注射部位皮肤、静脉和肢体血液循环情况。

3）评估患者合作程度。

素质要求（仪表、态度）

洗手、戴口罩

用物准备

注射盘、压脉带、胶布、砂轮、灭菌敷贴、一次性输液器、污物杯、锐器盒、输液标签、网套、手套、留置针（必要时肝素帽）。

环境准备

符合无菌技术原则。

按医嘱配置药液

检查液体

1）查对药物名称、浓度、剂量、有效期。

2）瓶盖有无松动，瓶体有无裂缝，袋装液体有无漏液。

3）液体有无浑浊、沉淀、絮状物、结晶。

贴输液标签或直接将患者的病历号、姓名、输液内容写在瓶签上

配置液体

　　1)去输液瓶盖,消毒瓶盖,锯安瓿后消毒。

　　2)再次查对药物名称、剂量、浓度、有效期,按无菌操作抽吸药液将药液注入输液
　　　瓶内。检查液体有无浑浊、沉淀、絮状物、结晶。

　　3)消毒瓶盖,将一次性输液器插入输液瓶内。

携用物至患者床旁

核对、询问过敏史

　　用两种方法核对患者身份。

解　释

戴手套

患者准备

　　询问、协助患者大小便,取舒适卧位。

再次核对患者身份、检查药液,挂液体排气

选择静脉、扎止血带、消毒皮肤、准备无菌敷贴

　　1)头皮钢针穿刺:在穿刺部位上方 6～10cm 处扎止血带,消毒直径 6～8cm。

　　2)静脉留置针穿刺:在穿刺部位上方 10～15cm 处扎止血带,消毒直径约 8～10cm。

　　3)消毒后待干。

穿刺进针

　　1)再次排气至针头。

　　2)进针,见回血后松止血带。

　　3)留置针穿刺:去除留置针外套管,松动针芯,以 15～30° 进针,见回血,抽出针
　　　芯少许,送软管,松止血带、抽出针芯,必要时连接肝素帽。

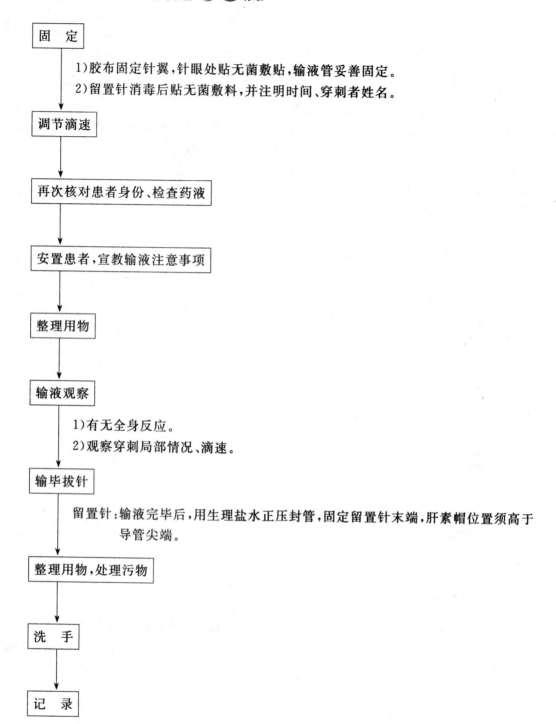

固　定

1)胶布固定针翼,针眼处贴无菌敷贴,输液管妥善固定。
2)留置针消毒后贴无菌敷料,并注明时间、穿刺者姓名。

调节滴速

再次核对患者身份、检查药液

安置患者,宣教输液注意事项

整理用物

输液观察

1)有无全身反应。
2)观察穿刺局部情况、滴速。

输毕拔针

留置针:输液完毕后,用生理盐水正压封管,固定留置针末端,肝素帽位置须高于
导管尖端。

整理用物,处理污物

洗　手

记　录

【附】

一、并发症的预防与处理

1. 发热反应

预防：输液前检查药液质量，严格执行无菌操作。

处理：停止输液，必要时将剩余溶液和输液器送检，注意观察体温，高热者给予对症处理。

2. 急性肺水肿

预防：密切观察输液情况，根据病情、年龄、药物性质调节滴速。

处理：立即停止输液，吸氧，病情允许取端坐位，遵医嘱给予镇静、平喘、强心、利尿、扩血管治疗。

3. 静脉炎

预防：严格执行无菌操作；根据药物性质选择合适的静脉通路。

处理：停止该部位输液，患肢抬高制动，遵医嘱使用药物外敷或理疗。

二、注意事项

1. 严格执行无菌操作和查对制度。

2. 选择粗直、弹性好、易于固定的静脉，长期输液者，注意保护和合理使用静脉。

3. 在满足治疗的前提下选用最小型号、最短的留置针。

4. 注意药物配伍禁忌，根据病情安排输液顺序。

5. 根据年龄、病情、药物性质调节滴速。

静脉输液操作质量管理标准及方法

目的：按医嘱正确地静脉给药,密切观察药物的疗效及不良反应。

检查方法：询问、观察、检查记录。

静脉输液操作质量管理程序表

病区＿＿＿＿＿＿＿＿＿＿＿＿＿＿＿＿＿　　　　　　　日期＿＿＿＿＿＿＿＿＿＿＿＿＿＿＿

请在下表适当的方框内打"√"：

序　号	主要标准要求	是	否	不适用	备　注
1	评估正确				
2	操作前、后洗手				
3	用物准备正确				
4	一人一带				
5	询问过敏史				
6	解释用药的原因				
7	检查静脉通路是否通畅,局部有无红、肿、热、痛				
8*	至少用两种方法识别患者,正确执行"三查七对"				
9	检查医嘱是否合法				
10*	严格无菌技术				
11	无气泡输入				
12	正确调节滴速				
13	一次性针头放入锐器盒,用物处置符合要求				
14	如果维持给药,需记录在护理病情记录单中				
15	观察、记录药物的疗效及不良反应				
16	治疗药物没有遗漏,合理安排用药次序				
17	连续输液 24h 以上更换输液器				
18	仪表、态度、沟通,体现人文关怀				
19	操作熟练				

注： ＊为质量管理关键点

静脉留置针操作质量管理标准及方法

目的:减少患者痛苦,让患者在输液过程中感觉舒服;保持静脉通路,便于抢救。

检查方法:询问、观察、检查记录。

静脉留置针操作质量管理程序表

病区 _____   日期 _____

请在下表适当的方框内打"√":

序　号	主要标准要求	是	否	不适用	备　注
1	评估正确				
2	操作前、后洗手				
3	用物准备正确				
4	一人一带				
5	询问过敏史				
6	检查医嘱是否合法				
7	解释静脉留置针的原因及注意事项				
8*	至少用两种方法识别患者,正确执行"三查七对"				
9*	严格无菌技术				
10*	留置针穿刺方法正确				
11	注明留置时间				
12	一次性针头放入锐器盒,用物处置符合要求				
13	封管方法正确				
14	及时更换敷料(如不是每日更换须注明更换时间)				
15	静脉通路通畅,无静脉炎表现				
16	仪表、态度、沟通,体现人文关怀				
17	操作熟练				

注: * 为质量管理关键点

五、微量注射泵的操作程序与质量管理标准

微量注射泵的操作程序

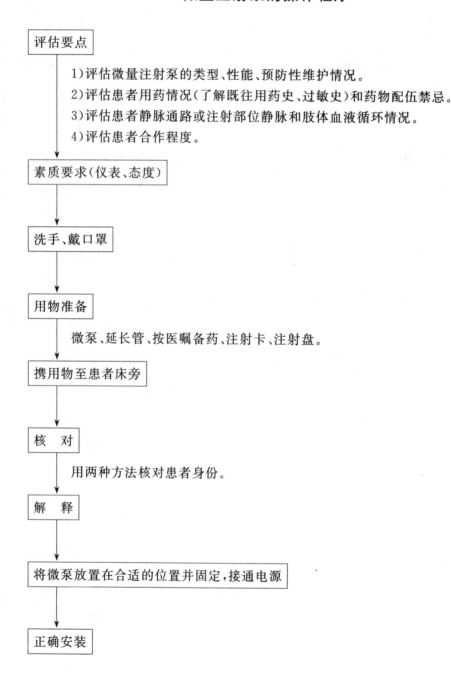

评估要点

1)评估微量注射泵的类型、性能、预防性维护情况。

2)评估患者用药情况(了解既往用药史、过敏史)和药物配伍禁忌。

3)评估患者静脉通路或注射部位静脉和肢体血液循环情况。

4)评估患者合作程度。

素质要求(仪表、态度)

洗手、戴口罩

用物准备

微泵、延长管、按医嘱备药、注射卡、注射盘。

携用物至患者床旁

核　对

用两种方法核对患者身份。

解　释

将微泵放置在合适的位置并固定,接通电源

正确安装

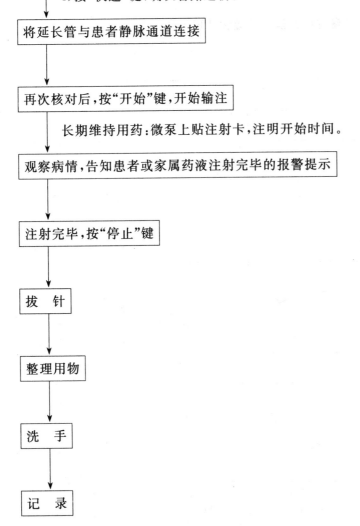

1)将抽吸好药液的注射器与延长管连接并排气。
2)将注射器正确固定于微泵槽内。
3)调整到所需速度。
4)按"快速"键,确认管路通畅。

将延长管与患者静脉通道连接

再次核对后,按"开始"键,开始输注

长期维持用药:微泵上贴注射卡,注明开始时间。

观察病情,告知患者或家属药液注射完毕的报警提示

注射完毕,按"停止"键

拔　针

整理用物

洗　手

记　录

【附】

注意事项

1.需避光的药液,应用避光注射器抽取药液,并使用避光延长管。
2.使用中,如需更改输液速度,则先按停止键,重新设置后再按启动键;更换药液时,应
　暂停输注,更换完毕复查无误后,再按启动键。
3.持续使用时,每24h更换注射器及延长管。
4.依据产品使用说明书制订微泵预防性维护周期。

微量注射泵操作质量管理标准及方法

目的:静脉输入药液需要严格控制滴速,以控制药液输入浓度、时间和输入总量。

检查方法:询问、观察。

微量注射泵操作质量管理程序表

病区 _____   日期 _____

请在下表适当的方框内打"√":

序　号	主要标准要求	是	否	不适用	备　注
1	评估正确				
2	操作前、后洗手				
3	用物准备正确、齐全				
4*	"三查七对"				
5*	严格无菌操作				
6*	询问过敏史				
7	微泵位置放置正确				
8*	微泵安装正确				
9*	无气泡输入				
10*	正确调节注射速度				
11*	长期维持用药:微泵上贴注射卡、注明开始时间				
12	告知微泵报警提示				
13	记录正确				
14	用物处置正确				
15	维持24h以上者更换注射器和延长管				
16	仪表、态度、沟通,体现人文关怀				
17	操作熟练				

注:＊为质量管理关键点

六、管饲灌注、滴注操作程序与质量管理标准

(一)管饲灌注操作程序

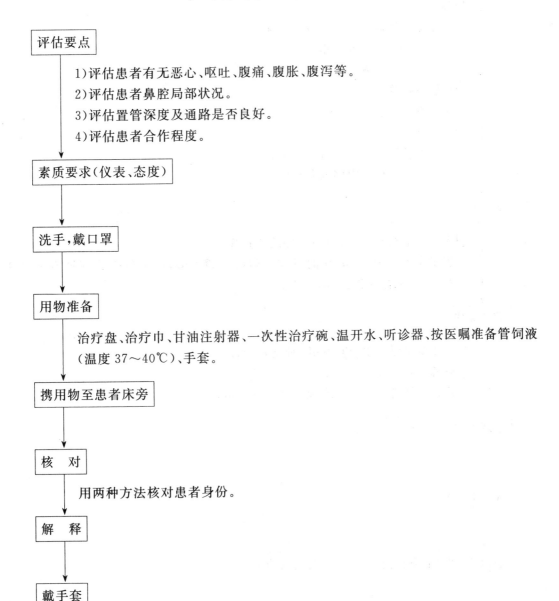

评估要点

1)评估患者有无恶心、呕吐、腹痛、腹胀、腹泻等。
2)评估患者鼻腔局部状况。
3)评估置管深度及通路是否良好。
4)评估患者合作程度。

素质要求(仪表、态度)

洗手,戴口罩

用物准备

治疗盘、治疗巾、甘油注射器、一次性治疗碗、温开水、听诊器、按医嘱准备管饲液(温度 37~40℃)、手套。

携用物至患者床旁

核　对

用两种方法核对患者身份。

解　释

戴手套

再次评估

1)证实营养管在胃内或小肠内(看刻度、回抽有胃液或肠液、听气过水声)。

2)评估患者胃排空情况:胃内残余液大于200mL暂停灌注,汇报医生,查找原因。

灌注前准备

　　1)鼻管饲

　　　　①根据病情取半坐卧位或抬高床头30°～45°。

　　　　②颌下垫治疗巾或纸巾。

　　　　③一次性治疗碗内倒入温开水。

　　2)空肠造瘘管饲

　　　　①取舒适卧位。

　　　　②检查伤口。

　　　　③营养管周围垫治疗巾或纸巾。

　　　　④一次性治疗碗内倒入温开水。

灌　注

　　1)先用少量温开水(约30mL)冲洗营养管。

　　2)缓慢注入管饲液(灌注的量和间隔时间遵医嘱,一般每次管饲量不应超过200mL,间隔不少于2h)。

灌注完毕

　　1)再用少量温开水(约30mL)冲洗营养管。

　　2)营养管封口并给予固定。

　　3)病情允许者胃灌注后维持原位30～60min。

整理用物

洗　手

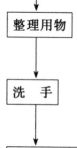

记录管饲时间、管饲液种类、量及患者反应

(二)管饲滴注操作程序

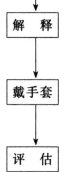

| 评估要点 |

1)评估患者有无恶心、呕吐、腹痛、腹胀、腹泻等。
2)评估患者鼻腔局部状况。
3)评估置管深度及通路是否良好。
4)评估患者合作程度。

| 素质要求(仪表、态度) |

| 洗手,戴口罩 |

| 用物准备 |

治疗盘、甘油注射器、消毒棉签、一次性治疗碗、温开水、听诊器、网套、营养泵、肠内营养输液器、一次性瓶盖、开瓶器、按医嘱准备营养液(温度 37～40℃)、手套、胶布、肠内营养标识牌。

| 操作准备 |

1)套网套,撬瓶盖。
2)必要时遵医嘱添加药物。
3)套上一次性瓶盖并消毒,将肠内营养输液器插入营养液,做好肠内营养标记携用物至患者床旁。

| 核　对 |

用两种方法核对患者身份。

| 解　释 |

| 戴手套 |

| 评　估 |

1）证实营养管（鼻胃管、鼻空肠管、空肠造瘘管）在胃内或小肠内（看刻度、回抽有胃液或肠液、气过水声）。

2）评估患者胃排空情况：胃内残余液大于 200mL 暂停灌注，汇报医生，查找原因。

滴注前准备

1）取合适卧位，胃滴注根据病情取半坐卧位或抬高床头 30°～45°。

2）一次性治疗碗内到入温开水。

滴注方法

1）先用少量温开水（约 30mL）冲洗营养管。

2）肠内营养输液器排气。

3）肠内营养输液器固定在营养泵上，与营养管连接，连接加温器（温度 37～40℃），挂上肠内营养标记牌。

4）设置滴速（根据医嘱决定滴注速度），一般开始以 40～60mL/h 为宜，最快不超过 80mL。

观察患者耐受性

1）患者有无恶心、呕吐、腹痛、腹胀、腹泻。

2）每 4h 间隔回抽，检查胃残余量。

滴注完毕

1）再用少量温开水（约 30mL）冲洗营养管。

2）封管并妥善固定。

3）胃滴注后维持原卧位 30～60min。

整理用物

洗　手

记　录

滴注时间、滴注方式、营养液种类、量及患者反应。

【附】

一、并发症的预防与处理

1.腹胀、腹泻

　　选择合适营养液;灌注速度由低到高;控制温度;必要时补充胰酶;操作卫生规范等。

2.恶心、呕吐

　　尽量使用等渗配方;灌注时床头抬高;灌注速度由低到高;必要时加用胃动力药;改变喂养途径等。

3.便秘

　　采用富含膳食纤维的肠内营养;制订活动计划;增加液体的提供。

4.误吸

　　输注中床头抬高30°以上;输入前及输入中应观察营养管位置;胃残余量大于200mL,暂停输注;改用胃造口或空肠造口置管等。

二、注意事项

1.输注前、输注中检查营养管位置。

2.输注前后需冲洗营养管,鼻肠管需4h冲洗一次。

3.输注时需每4h检查胃残余量。

4.营养液现配现用,配置后的营养液放冰箱冷藏(2～10℃),24h内用完。

管饲灌注、滴注操作质量管理标准和方法

目的:供给营养,促进肠道功能恢复,保护肠道黏膜屏障,防止细菌移位。

检查方法:询问、观察、检查记录。

管饲灌注、滴注操作操作质量管理程序表

病区＿＿＿＿＿＿＿＿＿＿＿＿＿＿　　　　　　　　　日期＿＿＿＿＿＿＿＿＿＿＿＿＿＿

请在下表适当的方框内打"√":

序　号	主要标准要求	是	否	不适用	备　注
1	评估正确				
2	操作前、后洗手				
3	用物准备齐全、正确				
4*	管饲液新鲜无变质				
5	体位符合要求				
6*	证实营养管在胃、肠内方法正确				
7	至少用两种方法识别患者,正确执行"三查七对"				
8*	能判断患者能否灌注或滴入				
9	灌注前温开水冲洗营养管				
10*	灌(滴)注方法、间隔时间、量、温度正确				
11*	灌(滴)注速度符合要求				
12	灌(滴)注后冲洗营养管				
13	管饲液有标识				
14	记录管饲时间和量				
15	胃灌(滴)注后维持原位 30～60min(病情需要,取平卧位)				
16	仪表、态度、沟通,体现人文关怀				
17	操作熟练				

注：＊为质量管理关键点

七、静脉输血操作程序与质量管理标准

静脉输血操作程序

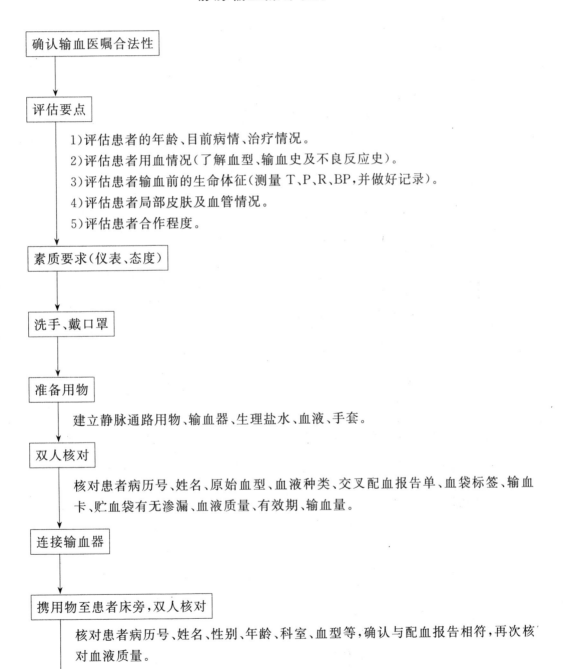

确认输血医嘱合法性

评估要点

　　1)评估患者的年龄、目前病情、治疗情况。
　　2)评估患者用血情况(了解血型、输血史及不良反应史)。
　　3)评估患者输血前的生命体征(测量 T、P、R、BP,并做好记录)。
　　4)评估患者局部皮肤及血管情况。
　　5)评估患者合作程度。

素质要求(仪表、态度)

洗手、戴口罩

准备用物

　　建立静脉通路用物、输血器、生理盐水、血液、手套。

双人核对

　　核对患者病历号、姓名、原始血型、血液种类、交叉配血报告单、血袋标签、输血卡、贮血袋有无渗漏、血液质量、有效期、输血量。

连接输血器

携用物至患者床旁,双人核对

　　核对患者病历号、姓名、性别、年龄、科室、血型等,确认与配血报告相符,再次核对血液质量。

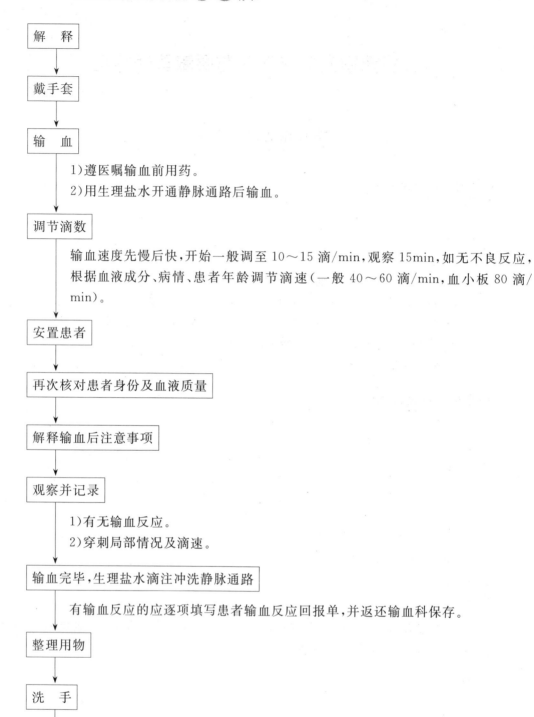

解释

戴手套

输血

1)遵医嘱输血前用药。

2)用生理盐水开通静脉通路后输血。

调节滴数

输血速度先慢后快,开始一般调至 10～15 滴/min,观察 15min,如无不良反应,根据血液成分、病情、患者年龄调节滴速(一般 40～60 滴/min,血小板 80 滴/min)。

安置患者

再次核对患者身份及血液质量

解释输血后注意事项

观察并记录

1)有无输血反应。

2)穿刺局部情况及滴速。

输血完毕,生理盐水滴注冲洗静脉通路

有输血反应的应逐项填写患者输血反应回报单,并返还输血科保存。

整理用物

洗手

记录

【附】

一、并发症的预防和处理

1.发热反应

1)严格无菌操作。

2)提血后半小时内输注,4h 内输完。

3)一旦发生发热反应,立即停止输血,用生理盐水维持静脉通路,评估患者生命体征,汇报医生,保留血液进行细菌学检验。

4)遵医嘱给予解热镇痛药和抗过敏药物,体温过高者给予物理降温。

2.溶血反应

1)输血前认真做好血型鉴定及交叉配血试验,严格执行查对制度,双人核对无误后方可输注。

2)血液在运送过程中避免剧烈震荡。

3)发生溶血反应后应立即停止输血,迅速通知医生。严密观察血压和尿量的变化,根据医嘱处理。

3.过敏反应

1)对于有过敏史的患者,输血前根据医嘱给予抗过敏药物。

2)一旦发生过敏反应,根据反应轻重遵医嘱减慢输血速度或停止输血,给予抗过敏药物等处理。

4.急性左心衰竭

1)严格控制输血速度和输血量,对老人、儿童、心脏功能不全者根据病情调整滴速。

2)发生肺水肿时立即停止输血,迅速通知医生进行处理。在病情许可的情况下,让患者取端坐位,两腿下垂,高流量氧气吸入,并在湿化瓶中加入 20%~30%的酒精,以减低肺泡的表面张力,改善肺泡的气体交换,纠正缺氧。

3)根据病情给予镇静、强心、利尿、平喘、血管扩张剂等治疗。

二、注意事项

1.每一袋输血前双人同时核对并签名。

2.血液质量检查:在输血前严格检查血液的有效期,血袋有无破损、漏血,血液中有无凝块,血浆有无呈乳糜状或暗灰色,血浆中有无明显气泡、絮状物或粗大颗粒,未摇动时血浆层与红细胞的界面是否清晰、是否有溶血,若有异常,不得输入,及时与血库联系。

3.输血必须使用独立静脉通路。

4.血液中严禁加入其他药物。

5.连续输用不同供血者的血液时,前一袋血输尽后,需再用生理盐水冲洗静脉通路,然后才能接下一袋血继续输注。

6.输血开始、15min、结束三个时间段必须要有护理记录,说明输血过程的情况。①输血开始时:护士记录输血开始时间、体温、血压、脉搏、呼吸、输血量、血液种类、输血前用药、输血速度;②输血开始后 15min:评估并记录体温、血压、脉搏、呼吸、输血速度、穿刺部位有无异常、是否发生"不适、皮疹、寒战、发热"等输血不良反应。③每一袋血输完 15min 内：评估并记录体温、血压、脉搏、呼吸、穿刺部位有无异常、输血结束时间、是否发生"不适、皮疹、寒战、发热"等输血不良反应，发现不良反应的时间、处理及效果。

7. 输血结束后将血袋送回输血科至少保留一天，将血交叉单黏贴在病历中。

静脉输血操作质量管理标准及方法

目的：补充血容量、增加心排出量，提升血压、促进循环；增加血红蛋白，纠正贫血，以促进携氧功能；补充抗体、增加机体抵抗力；增加蛋白、纠正低蛋白血症，改善营养，维持胶体渗透压，减少组织渗出和水肿，保证循环量；补充各种凝血因子，改善凝血功能；促进骨髓和网状内皮系统功能。

检查方法：询问、观察、检查记录。

静脉输血操作质量管理程序表

病区＿＿＿＿＿＿＿＿＿＿＿＿＿＿＿＿　　　　　　日期＿＿＿＿＿＿＿＿＿＿＿＿＿＿＿＿

请在下表适当的方框内打"√"：

序　号	主要标准要求	是	否	不适用	备　注
1	评估正确				
2	操作前、后洗手				
3	用物准备正确				
4	检查医嘱是否合法				
5*	双人核对(包括床边核对)符合要求				
6*	血交叉单上双签名				
7	询问输血史				
8	解释输血的原因				
9	按医嘱正确给予输血前用药				
10	检查静脉通路是否通畅				
11*	严格无菌技术				
12	无气泡输入				
13	正确调节滴速				
14*	同一静脉通路没有同时输入不同供血者的血及其他液体				
15	记录内容符合要求				
16	血输完后正确保存输血袋				
17*	能说出血液质量检查内容				
18	仪表、态度、沟通,体现人文关怀				
19	操作熟练				

注：＊为质量管理关键点

八、B 超引导下经外周插管的中心静脉导管(PICC)置管操作程序与质量管理标准

B 超引导下 PICC 置管操作程序

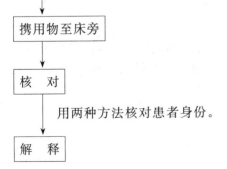

评估要点

1)评估患者年龄、目前病情、治疗情况(有无手术、放疗、起搏器安装、口服抗凝剂)。

2)评估患者是否有过敏史、静脉血栓史、肢体外伤史、肩周炎、上腔静脉压迫综合征等。

3)评估患者注射部位皮肤、静脉(显露、走向、弹性等)和肢体血液循环情况。

4)评估患者心理状态、合作程度。

洗手、戴口罩

用物准备

20mL 注射器、10mL 注射器、1mL 注射器、无菌透明敷贴、输液接头、肝素稀释液(每毫升 10U)、生理盐水、常规消毒用品、PICC 穿刺配套包(弯盘 2 个、纱布 10 块、有齿镊 2 把、无齿镊 1 把、50cm×70cm 吸水垫 1 块、50cm×70cm 治疗巾 1 块、手术衣 1 件、无粉手套 2 副、压脉带 1 根、洞巾 1 块、大单 1 块)、PICC 导管、MST 穿刺针包、一次性保护套、2%利多卡因针、三导联心电监护仪、带浅表探头的 B 超机。

患者准备

查看患者血小板计数、出凝血时间、穿刺点皮肤有无异常,征得患者或授权人同意,并在知情同意书上签名。清洗穿刺侧上肢。

携用物至床旁

核 对

用两种方法核对患者身份。

解 释

协助患者取合适体位

心电监护,用超声探头评估选择静脉,首选贵要静脉,其次肱静脉。测穿刺侧上臂臂围(鹰嘴上 10cm)。

打开 PICC 穿刺包,戴无菌手套。

取一吸水垫垫在患者手臂下。

以穿刺点为中心,整臂消毒,75%酒精消毒三遍,碘伏消毒三遍。

穿无菌隔离衣,换无菌手套。

铺巾:手臂下垫治疗巾,暴露穿刺点铺洞巾,大单覆盖患者身体其余部位,保证足够大的无菌区。

扎压脉带,使用超声探头确定血管穿刺部位,穿刺处行局部麻醉。

在 B 超引导下行静脉穿刺,见回血后将导丝经穿刺针送入静脉,松压脉带,再缓慢向前送导丝(不超过 20cm),将穿刺针缓慢从导丝上撤出。

助手协助测量置管长度,穿刺者用生理盐水预冲导管,修剪导管。穿刺点扩皮,将可撕裂鞘穿过导丝,从穿刺点向前推进入静脉,缓慢地从穿刺鞘内取出导丝和静脉扩张器。

置 PICC 管:一手固定导入鞘,一手缓慢匀速推进导管,待导管至腋静脉时(15～20cm)嘱患者向静脉穿刺侧转头并将下颌压肩膀(以防导管误入颈静脉)。导管送至预测长度后,助手将贴于患者右侧的电极夹子与 PICC 管导丝尾端连接,心电监护仪屏幕上心电图显示高尖 P 波改变。

↓

抽回血冲管:用注射器抽回血,分离导入鞘,退导丝,然后用生理盐水 20ml 脉冲式冲管,接肝素帽,再用肝素稀释液正压封管。

↓

碘伏消毒穿刺点,固定导管。固定方法:穿刺点上方置无菌纱布(或明胶海绵),用透明敷料覆盖固定到圆盘,然后用第一根胶带固定于圆盘,再用第二根胶带反折并交叉固定,第三根胶带加强固定,弹力绷带加压包扎。

↓

整理用物,洗手,安置患者,宣教注意事项

↓

记　　录

↓

行 X 线检查确定导管尖端位置

【附】

一、并发症的预防与处理

1.机械性静脉炎

　　预防:1)选用合适的导管。

　　　　2)穿刺者技术熟练,避免同一穿刺点反复穿刺,送管宜轻柔。

　　　　3)穿刺部位固定牢固,避免导管的滑动。

　　　　4)向患者解释操作及其相关的知识,安慰患者,避免患者过于紧张。

　　　　5)防止手套或纱布上的微粒随导管进入刺激血管。

　　处理:1)可给予抬高手臂并制动。

　　　　2)局部湿热敷。

　　　　3)远红外线照射。

　　　　4)喜疗妥外用。

　　　　5)如症状仍未见改善,考虑拔管,待症状消失后另选静脉穿刺。

2.血栓及血栓性静脉炎

　　预防:1)选择合适的导管。

　　　　2)确保导管尖端位置在上腔静脉内。

　　处理:应立即请相关科室会诊,根据会诊意见进行溶栓处理后再考虑拔管,拔管时做好急救准备。

3.导管相关性感染

　　预防:1)规范洗手。

　　　　2)充分消毒皮肤。

　　　　3)严格无菌技术。

　　　　4)避免发生静脉炎。

　　　　5)敷料护理良好。

　　处理:仅在体温升高表现时,不推荐立即移除功能正常的中心静脉管路装置(CVAD)。临床征象,如体温升高,伴随或不伴随寒战及穿刺处的炎症反应与化脓,均不是血液感染的可靠指征。诊断为导管相关性血流感染(CRBSI),应当立即拔除导管,遵医嘱给予抗生素。

4.导管断裂

　　预防:1)选择合适的穿刺点。

　　　　2)导管固定妥当。

　　　　3)避免暴力冲管、高压注射。

　　　　4)指导患者正确活动。

　　　　5)导管避免接触硬物或利器。

　　处理:1)导管外露端断裂,立即外拉导管2cm,并决定拔管。

　　　　2)导管断入体内:

　　　　　　①在怀疑导管断裂处稍靠上的位置立即扎压脉带同时通知医生;

　　　　　　②压脉带松紧适宜,以能阻止静脉回流同时不影响动脉血供为宜;

　　　　　　③随时检查桡动脉搏动;

　　　　　　④限制患者活动;

　　　　　　⑤X线摄片确认导管断端的位置;

　　　　　　⑥在导管室通过介入方法用抓捕器取出或静脉切开取出。

5.导管移位:

　　预防:1)指导患者正确活动。

　　　　2)导管固定妥当。

　　处理:观察导管功能;行X线定位;必要时更换导管,外移导管不得重新插入体内。

6.导管堵塞

　　预防:1)正确冲管,经生理盐水脉冲式冲管后再用肝素钠稀释液正压封管。

　　　　2)避免导管内栓子形成、纤维蛋白鞘形成。

　　处理:查明堵管原因给予对症处理。

　　　　1)由于导管尖端开口紧贴血管壁,抽回血及液体输注不畅,可将导管向外退1~2cm。

2)由于血栓形成发生堵管,用尿激酶 5000U/mL,1～4h 不成功,改 10000U/mL;药物沉结堵管建议拔管。

7.导管滑出

预防:1)指导患者正确活动。

2)导管固定妥当。

3)敷料松动及时更换,撕除敷料符合要求。

处理:评估滑出长度,根据输注的药物性质决定是否拔管,绝对禁止回送导管。

8.导管拔管困难

预防:1)防止导管在血管内打结、盘绕。

2)预防纤维蛋白包裹或血栓形成。

3)避免患者紧张导致血管痉挛。

处理:耐心、轻柔、缓慢、用力均匀的逐渐拔除导管。在拔管遇到阻力时勿用力拔管,调整手臂位置或对静脉部位热敷 10～20min 后慢慢拔出导管。拔出后观察导管是否完整,以防导管断裂在血管内。经以上处理拔除阻力仍存在,应考虑行放射检查,明确有无导管打结、盘绕,必要时请相关科室会诊处理。如怀疑纤维蛋白包裹或血栓形成导致导管拔除困难,请血管外科医生会诊后处理。

二、注意事项

1.更换敷料:每 3～7 天更换无菌薄膜敷帖,有下列情况应缩短更换时间,必要时随时更换。如出汗,穿刺处局部皮肤感染,油性皮肤,敷料松脱、污染、破损。

2.冲管

1)抽血、输血或输注其他黏滞性药物,应立即先用 20mL 无菌生理盐水用脉冲方式冲洗导管后再接其他液体。

2)下列情况需要冲管:输血制品、TPN;采血后;输注不相容的液体;输注药物;持续性治疗结束,进入治疗间隙期。

3.封管

1)液量:封管液量应两倍于导管及辅助装置的容积,通常为 1～2mL。

2)肝素钠浓度及频率:浓度:10U/mL;频率:输液结束时封管,如治疗间隙期隔天一次。有凝血功能障碍患者根据医嘱处理。

4.严禁使用小于 10mL 的注射器,如遇导管阻塞可导致导管破裂。

5.未见回血或遇有阻力,不可强行推注。

6.不可以用静滴方式代替脉冲方式冲管。

7.更换肝素帽:至少每 7 天一次;肝素帽破损、经肝素帽采血,以及不管什么原因取下肝素帽的情况都需更换。

8.置入导管长度测量方法:①穿刺点沿静脉走向至右胸锁关节,向下反折至第三肋间。②穿刺点沿静脉走向至右胸锁关节 5～7cm。③穿刺点沿静脉走向至对侧锁骨切迹。使导管末端位于上腔静脉的中下 1/3 处。

9.测双侧上臂周长位置:肘窝上四横指处或鹰嘴上 10cm。

B超引导下PICC置管操作质量管理标准及方法

目的：减轻患者痛苦、减少长期静脉治疗和高渗静脉输液或有刺激性液体对血管壁的损伤；保持静脉通畅，便于抢救。

检查方法：询问、观察、检查记录。

B超引导下PICC置管操作质量管理程序表

病区＿＿＿＿＿＿＿＿＿＿＿＿＿　　　　　　日期＿＿＿＿＿＿＿＿＿＿＿＿＿

请在下表适当的方框内打"√"：

序　号	主要标准要求	是	否	不适用	备　注
1	评估正确				
2	操作前、后洗手				
3	用物准备齐全				
4	一人一带				
5	患者体位正确				
6*	正确测量置管长度				
7	置管方法正确，穿刺次数不超过2次，固定安全				
8*	严格无菌技术				
9	消毒范围合格				
10	能说出常见的并发症				
11	遇输脂肪乳、血制品、甘露醇、伊曲康唑等，输完后应立即用生理盐水30mL脉冲式冲管道后才接其他液体				
12	当天输液完成后正确冲管与封管，选择注射器正确				
13	记录符合要求				
14	按时更换无菌敷贴				
15	仪表、态度、沟通，体现人文关怀				
16	操作熟练				

注：＊为质量管理关键点

九、中心静脉导管(CVC)维护操作程序与质量管理标准

中心静脉导管(CVC)维护操作程序

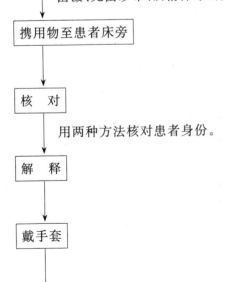

评估要点

1)评估中心静脉导管固定情况,导管是否通畅。
2)评估患者穿刺点局部皮肤有无感染和敷料情况。
3)评估置管时间、贴膜更换时间。
4)评估有无拔管指征。

素质要求(仪表、态度)

洗手、戴口罩

用物准备

肝素帽、无菌透明敷料、含有10~20mL生理盐水的针筒、含有2~3mL生理盐水或肝素稀释液(小于等于10U/mL)的10mL针筒、一次性治疗巾、治疗盘、无菌镊、无菌纱布、酒精棉球、棉球、无菌手套、2%洗必泰消毒液。

携用物至患者床旁

核　对

用两种方法核对患者身份。

解　释

戴手套

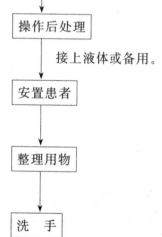

操作

1)穿刺部位在颈部,嘱患者头转向对侧。垫一次性治疗巾。

2)顺穿刺方向180°水平撕除旧敷料,观察穿刺点有无异常。

3)打开换药包,更换无菌手套。

4)消毒穿刺点及周围皮肤,消毒范围直径大于使用的敷料大小,待干后贴透明敷料。

5)更换肝素帽:用无菌纱布衬垫取下肝素帽,用75%的酒精棉球(尽量拧干)包住导管接口用力旋转10次以上,换上预冲过的新肝素帽。

6)在透明敷料标签上注明穿刺时间、更换时间及签名,将标签贴于敷料上。

7)冲管:用生理盐水20mL脉冲式冲洗导管。

8)正压封管:2～3mL生理盐水或肝素稀释液(≤10U/mL),边注射边向后退针,推注速度大于退针速度。

操作后处理

接上液体或备用。

安置患者

整理用物

洗　手

【附】

一、注意事项

1.敷料更换

1)评估:每天对穿刺点进行视诊和触诊,了解有无触痛及感染征象。

2)常规至少每7天更换一次无菌透明敷料。

3)如敷料有潮湿、污染、渗血、渗液、完整性受损或被揭开,需随时更换。

4)更换敷料时,脱出的导管不应被重新送入。

5)在敷料的标签纸上标注:留置针穿刺时间、更换敷料时间、操作者姓名。

2.冲洗导管(冲管与封管)

1)每次静脉输液、给药前后。

2)输注血液或血制品以及TPN、脂肪乳剂、甘露醇前后,用20mL生理盐水脉冲式冲管。

3)输全血或成分血时,在每袋血之间用生理盐水 20mL 脉冲式冲洗导管;如持续输注全血、成分血或脂肪乳剂超过 4h,每 4h 用生理盐水 20mL 脉冲式冲洗导管,以保持导管通畅。

4)持续输液,每 12h 应用生理盐水 20mL 脉冲式冲洗导管。

5)输液结束,用正压封管。

3.肝素帽消毒及更换

1)每次输液前,应消毒肝素帽。

2)常规每隔 7 天更换一次。

3)如输血、抽血、输注脂肪乳剂后应及时更换。

4)如肝素帽有回血时或任何原因将肝素帽从导管上取下,就应立即换上新的肝素帽。

5)肝素帽疑有裂纹损坏时,应立即更换。

中心静脉导管(CVC)维护操作质量管理标准及方法

目的:保持静脉通畅,预防导管相关性感染,便于抢救。

检查方法:询问、观察。

中心静脉导管(CVC)维护操作质量管理程序表

病区_____ 日期_____

请在下表适当的方框内打"√":

序 号	主要标准要求	是	否	不适用	备 注
1	评估正确				
2	操作前、后洗手				
3	用物准备齐全、正确				
4	评估导管、敷料及穿刺点局部情况				
5	解释、戴手套				
6	操作时患者体位正确				
7	撕除旧敷料方法正确				
8*	消毒方法正确				
9*	无张力黏贴敷料				
10	有敷料更换时间及签名标注				
11*	更换肝素帽方法正确				
12*	脉冲式冲管方法正确				
13*	正压封管方法正确				
14	能说出深静脉置管的并发症及注意事项				
15	仪表、态度、沟通,体现人文关怀				
16	操作熟练				

注: * 为质量管理关键点

十一、经外周插管的中心静脉导管(PICC) 维护操作流程与质量管理标准

(一)更换敷贴操作程序

评估要点

> 1)评估导管置管时间、固定情况、导管位置、导管是否通畅。
> 2)评估患者穿刺血管有无红肿热痛、弹性等,穿刺点局部皮肤有无感染,穿刺侧肢体血液循环情况。
> 3)评估患者敷料情况、贴膜更换时间。

素质要求(仪表、态度)

洗手,戴口罩

用物准备

> 换药包、免洗手消毒液、5%PVP 碘和 75%酒精棉球、纱布若干、透明敷料、胶带、无菌手套。

携用物至患者床旁

核　对

> 用两种方法核对患者身份。

解　释

撕去敷贴

1）撕松敷料边缘，以酒精棉球或棉签清洁残胶。

2）撕除旧敷料，由下往上撕，避免拉出导管；观察穿刺点周围有无皮肤红肿，有无渗出物，观察导管有无滑出或回缩。

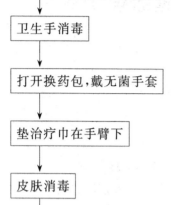

卫生手消毒

打开换药包，戴无菌手套

垫治疗巾在手臂下

皮肤消毒

1）以 PICC 穿刺点为中心消毒：75％酒精擦拭消毒皮肤三遍，清除皮肤表面污迹，再以碘伏擦拭消毒皮肤三遍，皮肤消毒以螺旋式由内向外摩擦，消毒范围直径 10cm 以上，大于敷料尺寸。

2）清除导管和接头处胶带痕迹，用力适中，避免损伤导管。

3）自然待干。

导管固定

1）将导管放置呈 U 形，用透明敷料覆盖固定圆盘或连接器的一半，然后用第一根胶带固定于圆盘或连接器的下半部分（与透明敷料有小部分重叠），再用第二根胶带交叉固定，第三根胶带加强固定，并注明更换日期及签名。

2）肝素帽以高举平台法固定。

3）切勿将胶带直接固定于导管上，避免撕除胶带时损伤导管，透明敷料中央应正对穿刺点，无张力黏贴，用指腹轻轻按压整片透明敷料，并轻捏敷料下导管接头突出部位，使透明敷料与皮肤、接头充分黏合。

整理用物

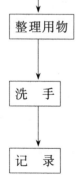

洗　手

记　录

穿刺处情况、外露刻度等。

(二)更换肝素帽及冲封管操作程序

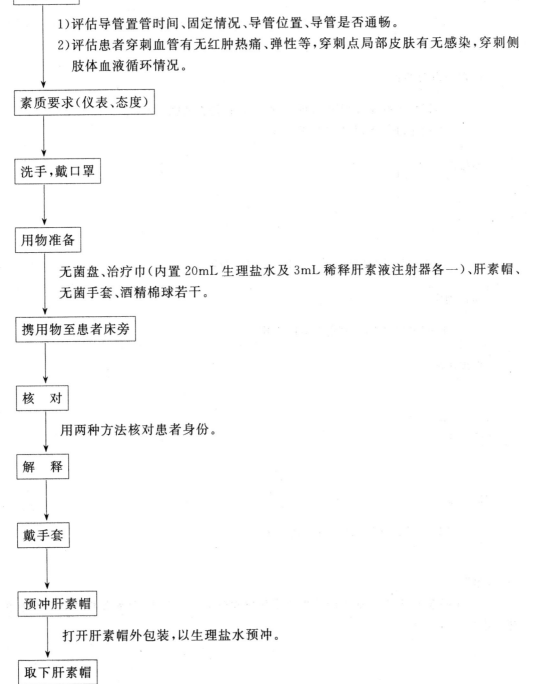

评估要点

1)评估导管置管时间、固定情况、导管位置、导管是否通畅。
2)评估患者穿刺血管有无红肿热痛、弹性等,穿刺点局部皮肤有无感染,穿刺侧
肢体血液循环情况。

素质要求(仪表、态度)

洗手,戴口罩

用物准备

无菌盘、治疗巾(内置 20mL 生理盐水及 3mL 稀释肝素液注射器各一)、肝素帽、
无菌手套、酒精棉球若干。

携用物至患者床旁

核　对

用两种方法核对患者身份。

解　释

戴手套

预冲肝素帽

打开肝素帽外包装,以生理盐水预冲。

取下肝素帽

1)拆除固定导管和原有肝素帽的胶带。

2)反折导管,取下肝素帽。

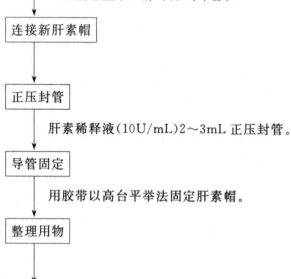

消 毒

以 75%酒精棉球或棉片(尽量拧干),包住导管接头用力旋转摩擦 10 次,用时大于 15s。

检查回血及冲管

1)以生理盐水注射器抽回血,检查导管是否通畅。

2)用生理盐水以脉冲方式冲管。

连接新肝素帽

正压封管

肝素稀释液(10U/mL)2~3mL 正压封管。

导管固定

用胶带以高台平举法固定肝素帽。

整理用物

洗 手

记 录

导管是否通畅,处理方式及结果。

【附】

注意事项参考《B 超引导下经外周插管的中心静脉导管(PICC)置管操作程序与质量管理标准》。

经外周插管的中心静脉导管(PICC)维护操作质量管理标准及方法

目的:保持静脉通畅,预防导管相关性感染,便于抢救。

检查方法:询问、观察。

经外周插管的中心静脉导管(PICC)维护操作质量管理程序表

病区 _____   日期 _____

请在下表适当的方框内打"√":

序 号	主要标准要求	是	否	不适用	备 注
1	操作前、后洗手				
2	用物准备齐全				
3	核对解释				
4	患者体位安置正确				
5*	撕去敷贴方法正确,避免导管拉出				
6	评估正确				
7*	严格无菌技术				
8	消毒范围正确				
9	导管固定方法正确				
10*	更换肝素帽方法正确				
11*	以75%酒精棉球或棉片(尽量拧干),包住导管接头用力旋转摩擦10次,用时大于15s				
12*	评估导管性能,做到正压封管				
13	记录完整				
14	仪表、态度、沟通,体现人文关怀				
15	操作熟练				

注: * 为质量管理关键点

十一、植入式静脉输液港(PORT)维护(治疗间隙期) 操作程序与质量管理标准

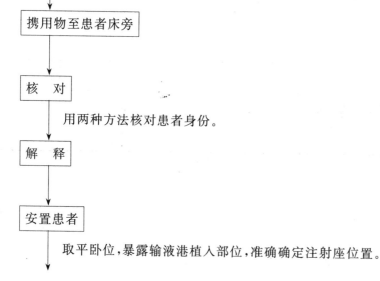

评估要点

1)评估患者病情、意识状态、自理能力及合作程度。

2)评估注射座有无移位、翻转。

3)评估输液港植入处皮肤,有无压痛、肿胀、血肿、感染等。

4)评估输液港植入侧肢体活动情况。

素质要求(仪表、态度)

洗手,戴口罩

用物准备

无菌盘、换药包(洞巾1块、治疗碗2个、纱布1块、镊子1把、棉球若干),无损伤蝶翼针、0.9%生理盐水100mL、肝素稀释液(100U/mL)、20mL注射器、10mL注射器、无菌手套2副,2%洗必泰消毒液,无菌小敷贴。

携用物至患者床旁

核　对

用两种方法核对患者身份。

解　释

安置患者

取平卧位,暴露输液港植入部位,准确确定注射座位置。

卫生手消毒

　　用免洗消毒液洗手。

无菌物品准备

　　1)打开换药包,将注射器、蝶翼针等物品放入无菌区域。

　　2)将 2%洗必泰消毒液倒入治疗碗。

　　3)更换无菌手套。

　　4)抽取 20mL 生理盐水,连接蝶翼针,排气,夹闭延长管。

　　5)用 10mL 注射器抽取 5mL 肝素稀释液。

消　毒

　　用 2%洗必泰消毒棉球,以注射座为中心,螺旋状向外擦拭,至少两遍,消毒直径大于 10cm,待干。

更换无菌手套

铺孔巾

　　暴露穿刺点。

穿　刺

　　一手持蝶翼针,另一手拇指、食指、中指定位注射座,不要过度绷紧皮肤。蝶翼针自三指中心处垂直刺入注射座隔膜,直达储液槽底部,遇阻力不能强行进针。

抽回血

　　打开延长管夹子,抽回血。

冲　管

　　用生理盐水脉冲方式冲净蝶翼针套件及输液港。

封管拔针

　　1)5mL 肝素稀释液封管:两指固定泵体,边推注边撤出蝶翼针,正压封管。

　　2)干棉球按压进针点,无菌小敷贴覆盖穿刺处。

安置患者

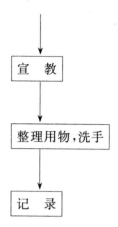

宣　教

↓

整理用物,洗手

↓

记　录

【附】

一、并发症的预防与处理

1. 导管或输液座阻塞

　　预防:1)充分冲管、方法正确。

　　　　2)正压封管,方法正确,肝素稀释液浓度合适。

　　　　3)冲、封管及时(治疗间隙期4周一次)。

　　处理:1)遵医嘱以尿激酶或其他溶栓药物溶栓。

　　　　2)采取负压方式溶栓。

　　　　3)导管通畅后,正确的方法再次冲、封管。

2. 导管脱落或断裂

　　预防:1)使用10mL及以上的注射器执行各项推注操作。

　　　　2)正确实施冲、封管技术。

　　处理:1)出现导管脱落或断裂时,应立即通知医生,并安抚患者。

　　　　2)根据具体情况采取不同方法,修复或将断裂的导管拔除。

3. 注射座损伤

　　预防:1)使用输液港专用穿刺针。

　　　　2)勿摇动或移动穿刺针。

　　　　3)勿使用10mL以下的注射器。

　　　　4)勿强行用力推入液体。

　　处理:停止使用,通知医生,必要时手术取出。

二、注意事项

1. 静脉输液港的维护应由经过专门培训的医护人员进行。

2. 严格执行无菌操作原则。

3. 皮肤消毒推荐使用2%洗必泰消毒液,也可使用0.5%以上有效碘浓度的碘伏和75%的酒精。

4. 抽吸无回血时,应立即停止输液治疗,寻找原因,必要时行胸部 X 线检查,确认输液港位置。

5. 治疗期间敷料、无损伤蝶翼针至少每 7 天更换一次。

6. 避免在有置入式输液港的一侧肢体上进行血流动力学监测和静脉穿刺。

7. 尽可能避免从皮下输液港抽血。

8. 冲、封管和静脉注射给药时必须使用 10mL 以上注射器,以防止压强过大,损伤导管、瓣膜或导管与注射座连接处。

9. 输高黏性液体每 4h 用生理盐水冲管 1 次,输血后应立即冲管,两种药物之间有配伍禁忌时应冲净输液港再输入。

10. 治疗间歇应每 4 周冲、封管 1 次。

11. 禁用于高压注射泵推注造影剂。

植入式静脉输液港(PORT)维护质量管理标准及方法

目的:冲洗输液港,保持通畅。

检查方法:询问、观察。

植入式静脉输液港(PORT)维护(治疗间隙期)质量管理程序表

病区 _____　　　　　　　　　日期 _____

请在下表适当的方框内打"√":

序　号	主要标准要求	是	否	不适用	备　注
1	操作前、后洗手				
2	用物准备齐全、正确				
3	评估正确				
4	正确抽吸生理盐水				
5	预冲导管				
6	体位正确				
7 *	消毒方法、范围正确				
8	注射座定位正确				
9 *	注射部位、方法正确				
10 *	冲管、封管方法正确				
12 *	拔针方法正确				
13 *	严格无菌技术				
14	患者舒适、痛感较小				
15	用物处置正确				
16	记录完整				
17	仪表、态度、沟通,体现人文关怀				
18	操作熟练				
19	能说出常见的并发症				

注:＊为质量管理关键点

十二、植入式静脉输液港(PORT)使用操作程序与质量管理标准

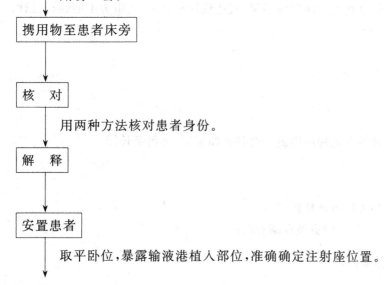

评估要点

　　1)评估患者病情、意识状态、自理能力及合作程度。
　　2)评估输液港注射座有无移位、翻转。
　　3)评估输液港植入处周围皮肤,有无压痛、肿胀、血肿、感染等。
　　4)评估输液港植入侧肢体活动情况。

素质要求(仪表、态度)

洗手,戴口罩

用物准备

　　换药包(洞巾1块、弯盘2个、纱布1块、镊子1把、棉球若干)、无损伤蝶翼针、肝素帽、透明敷贴、胶带、2%洗必泰消毒液/0.9%生理盐水100mL、肝素稀释液(100U/mL)、20mL注射器、10mL注射器、无菌手套2副、无菌剪刀1把、输液用物一套。

携用物至患者床旁

核　对

　　用两种方法核对患者身份。

解　释

安置患者

　　取平卧位,暴露输液港植入部位,准确确定注射座位置。

```
┌──────────────┐
│  卫生手消毒  │
└──────┬───────┘
       │  用免洗消毒液洗手。
       ▼
┌──────────────┐
│ 无菌物品准备 │
└──────┬───────┘
       │  1)打开换药包,将注射器、蝶翼针、透明敷贴、无菌剪刀等物品放入无菌区域。
       │  2)将 2%洗必泰消毒液倒入治疗碗。
       │  3)更换无菌手套。
       │  4)抽取 20mL 生理盐水,连接蝶翼针,排气,夹闭延长管。
       │  5)用 10mL 注射器抽取 5mL 肝素稀释液。
       │  6)纱布沿中缝剪开 1～2cm 开口。
       ▼
┌──────────────┐
│  消      毒  │
└──────┬───────┘
       │  用 2%洗必泰消毒棉球,以注射座为中心,螺旋状向外擦拭,至少两遍,消毒直径
       │  大于 10cm,待干。
       ▼
┌──────────────┐
│ 更换无菌手套 │
└──────┬───────┘
       │
       ▼
┌──────────────┐
│   铺孔巾     │
└──────┬───────┘
       │  暴露穿刺点。
       ▼
┌──────────────┐
│   穿    刺   │
└──────┬───────┘
       │  一手持蝶翼针,另一手拇指、食指、中指定位注射座,不要过度绷紧皮肤。蝶翼针
       │  自三指中心处垂直刺入注射座隔膜,直达储液槽底部,遇阻力不能强行进针。
       ▼
┌──────────────┐
│   抽回血     │
└──────┬───────┘
       │  打开延长管夹子,抽回血。
       ▼
┌──────────────┐
│   冲    管   │
└──────┬───────┘
       │  用生理盐水脉冲方式冲净蝶翼针套件及输液港,夹闭延长管。
       ▼
┌──────────────┐
│   固    定   │
└──────┬───────┘
       │  1)无菌纱布垫于蝶翼针针翼下方。
       │  2)透明敷贴固定,注明更换日期和时间。
       ▼
┌────────────────────┐
│ 连接输液器,进行输液治疗 │
└────────────────────┘
```

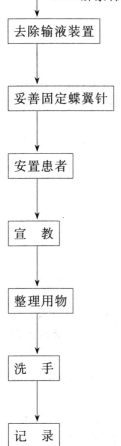

1)输高黏性液体,每4h用生理盐水冲管1次。

2)输血后应立即冲管。

3)两种药物之间有配伍禁忌时应冲净输液港再输入。

输液结束,封管

5mL肝素稀释液(100U/mL)正压封管。

去除输液装置

妥善固定蝶翼针

安置患者

宣 教

整理用物

洗 手

记 录

【附】

一、并发症的预防与处理

1.药液外渗

1)使用无损伤针穿刺输液港。

2)针头必须垂直刺入,以免针尖刺入输液港侧壁。

3)穿刺成功后,妥善固定穿刺针。

4)一旦有药液外渗重新固定输液装置,选择合适长度的蝶翼针重新穿刺,必要时通知
 医生进行处置。

2. 导管或注射座阻塞

1）每次加药、抽血、输血后充分冲管。

2）保持输液管道通畅。

3）退针时正确实施维持输液港注射系统正压技术。

4）定期进行标准脉冲冲管和正压封管。

5）一旦发生，遵医嘱以尿激酶或其他溶栓药物进行溶栓，感觉阻力强，不能强行注入溶栓药物，应采取负压方式溶栓，导管通畅后，使用 20mL 以上生理盐水以脉冲方式冲洗导管并正压封管。

3. 导管脱落或断裂

1）必须使用 10mL 及以上的注射器执行各项推注操作。

2）应正确实施冲、封管技术。

3）出现导管脱落或断裂时，应立即通知医生，并安抚患者，根据具体情况采取不同方法，修复或将断裂的导管拔除。

4. 注射座损伤

1）使用输液港专用穿刺针。

2）勿摇动或移动穿刺针。

3）勿使用 10mL 以下的注射器。

4）勿强行用力推入液体。

5）一旦发生，停止使用，通知医生，必要时手术取出。

二、注意事项

1. 严格执行无菌操作原则。

2. 皮肤消毒推荐使用 2％洗必泰消毒液，也可使用 0.5％以上有效碘浓度的碘伏和 75％酒精。

3. 抽吸无回血时，应立即停止输液治疗，寻找原因，必要时行胸部 X 线检查，确认输液港位置。

4. 治疗期间敷料、无损伤蝶翼针至少每 7 天更换一次。

5. 避免在有置入式输液港的一侧肢体上进行血流动力学监测和静脉穿刺。

6. 尽可能避免从皮下输液港抽血。

7. 冲、封管和静脉注射给药时必须使用 10mL 以上注射器，以防止压强过大，损伤导管、瓣膜或导管与注射座连接处。

8. 输高黏性液体每 4h 用生理盐水冲管 1 次，输血后应立即冲管，两种药物之间有配伍禁忌时应冲净输液港再输入。

9. 治疗间歇应每 4 周冲、封管 1 次。

10. 禁用于高压注射泵推注造影剂。

植入式静脉输液港(PORT)使用质量管理标准及方法

目的:冲洗输液港,保证有效使用。

检查方法:询问、观察。

植入式静脉输液港(PORT)使用管理程序表

病区 _____ 日期 _____

请在下表适当的方框内打"√":

序 号	主要标准要求	是	否	不适用	备 注
1	操作前、后洗手				
2	用物准备齐全、正确				
3	评估正确				
4*	正确抽吸生理盐水				
5	预冲导管				
6	体位正确				
7*	消毒方法、范围正确				
8	注射座定位方法正确				
9*	注射部位、方法正确				
10*	冲管、封管方法正确				
11*	固定方法正确				
12*	输液期间及时冲管				
13*	严格无菌技术				
14	患者舒适、痛感较小				
15	用物处置正确				
16	记录完整				
17	仪表、态度、沟通体现人文关怀				
18	操作熟练				
19	能说出常见并发症				

注: * 为质量管理关键点

V 给氧技术操作程序与质量管理标准

一、鼻塞吸氧(氧气筒)操作程与质量管理标准

皮内注射操作程序

```
评估要点
```

1)评估患者意识、呼吸状况。
2)评估患者鼻腔状况:鼻黏膜情况,鼻腔是否通畅。
3)评估患者咳嗽、咳痰情况。
4)评估患者 SPO_2 及血气分析情况。
5)评估患者合作程度。

```
素质要求(仪表、态度)
```

```
洗手、戴口罩
```

```
用物准备
```

氧气筒、推车、治疗盘、氧气表、通气管、湿化瓶内装无菌蒸馏水 1/3~1/2、一次性治疗碗两只(其中一只盛水)、一次性吸氧管、纱布、胶布、扳头、吸氧记录卡、小污物盒。

```
推氧气筒,携用物至患者床旁,安全固定氧气筒
```

```
核  对
```

用两种方式核对患者身份

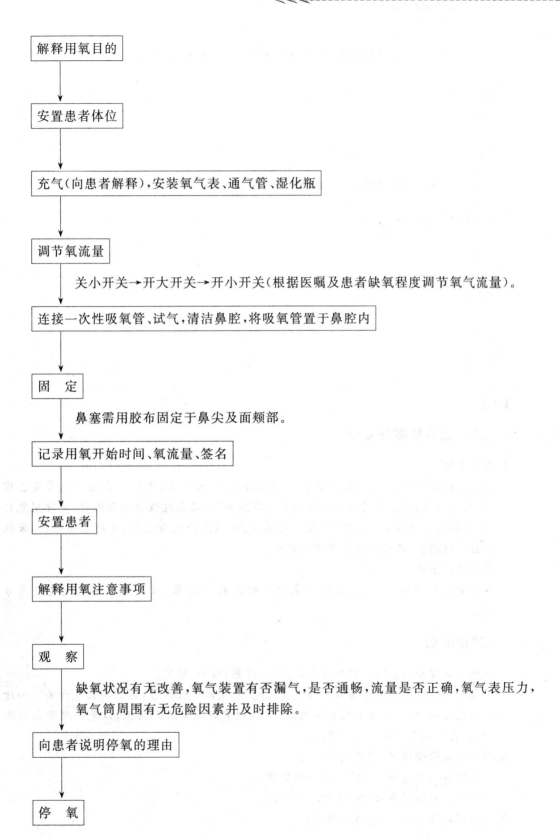

解释用氧目的

↓

安置患者体位

↓

充气(向患者解释),安装氧气表、通气管、湿化瓶

↓

调节氧流量

关小开关→开大开关→开小开关(根据医嘱及患者缺氧程度调节氧气流量)。

连接一次性吸氧管、试气,清洁鼻腔,将吸氧管置于鼻腔内

↓

固 定

鼻塞需用胶布固定于鼻尖及面颊部。

记录用氧开始时间、氧流量、签名

↓

安置患者

↓

解释用氧注意事项

↓

观 察

缺氧状况有无改善,氧气装置有否漏气,是否通畅,流量是否正确,氧气表压力,氧气筒周围有无危险因素并及时排除。

向患者说明停氧的理由

↓

停 氧

取下胶布,用纱布包裹鼻塞,分离吸氧管,揩净鼻面部。

安置患者

卸氧气表

关大开关、拆湿化瓶、关小开关、卸氧气表。

记录氧气停止时间、签名

整理用物

洗　手

【附】

一、并发症的预防与处理

1.无效吸氧

给氧前仔细检查吸氧装置是否完好,保证氧源压力正常;连接患者的吸氧管妥善固定,保持通畅;遵医嘱或根据患者病情调节氧流量,吸氧过程中加强巡视,观察用氧效果;及时清除呼吸道分泌物,保持气道通畅;一旦发现无效吸氧,立即查明原因,采取相应处理措施,尽快恢复有效氧气供给。

2.鼻腔黏膜干燥

保持室内适宜的温湿度,及时补充湿化瓶内的蒸馏水,保证吸入的氧气受到充分湿化。

二、注意事项

1.注意用氧安全,切实做好"四防",即防火、防热、防油、防震。

2.吸氧时先调节好氧流量再与患者连接;停氧时先取下吸氧管,再关闭氧气开关。如途中需改变氧流量,先分离吸氧管与湿化瓶,调节好流量后再接上,以免一旦开关使用错误,大量氧气突然冲入呼吸道。

3.保持吸氧管路通畅,注意气道湿化。

4.氧气筒内压力剩余 0.5MPa 应停止使用。

5.氧气筒上应分别悬挂"满"或"空"的标志。

6.妥善固定氧气筒,以免造成意外。

鼻塞吸氧(氧气筒)操作管理标准及方法

目的:改善和纠正低氧血症,防止组织缺氧,减少与缺氧代偿有关的心肺做功。

检查方法:询问、观察、检查记录。

鼻塞吸氧(氧气筒)操作质量管理程序表

病区 _____ 日期 _____

请在下表适当的方框内打"√":

序 号	主要标准要求	是	否	不适用	备 注
1	评估正确				
2	操作前、后洗手				
3	氧气筒放置安全				
4	解释				
5	用物准备齐全、无遗漏				
6*	湿化瓶内无菌蒸馏水及水位线符合要求				
7	正确执行"三查七对"				
8*	氧气表安装正确,无漏气				
9*	正确调节氧气流量				
10*	氧气通路通畅,有氧				
11	记录用氧时间、流量、签名				
12*	观察、记录用氧效果				
13	持续用氧者,每24h更换一次性吸氧管				
14*	停氧拔管方法正确				
15	卸氧气表方法正确				
16	用物处置正确				
17	仪表、态度、沟通,体现人文关怀				
18	操作熟练				

注: * 为质量管理关键点

二、鼻塞吸氧(中心供氧)操作程序与质量管理标准

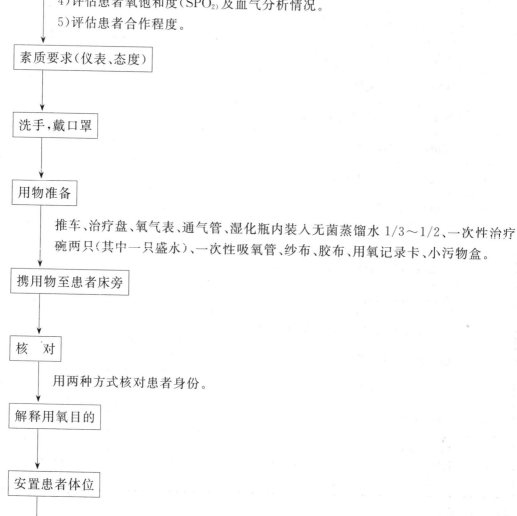

评估要点

1)评估患者意识、呼吸状况。

2)评估患者鼻腔状况:鼻黏膜情况,鼻腔是否通畅。

3)评估患者咳嗽、咳痰情况。

4)评估患者氧饱和度(SPO_2)及血气分析情况。

5)评估患者合作程度。

素质要求(仪表、态度)

洗手,戴口罩

用物准备

推车、治疗盘、氧气表、通气管、湿化瓶内装入无菌蒸馏水 1/3～1/2、一次性治疗碗两只(其中一只盛水)、一次性吸氧管、纱布、胶布、用氧记录卡、小污物盒。

携用物至患者床旁

核　对

用两种方式核对患者身份。

解释用氧目的

安置患者体位

安装氧气表

先关氧气表开关，然后将氧气表插入壁式氧气孔并听到"咔嚓"声，装通气管、湿化瓶，连接氧气管。

根据医嘱及患者缺氧程度调节氧气流量

连接一次性吸氧管，试气，清洁鼻腔，将鼻塞置于患者鼻腔内。

固 定

鼻塞需用胶布固定于鼻尖及面颊部。

记录用氧开始时间、氧流量、签名

安置患者

解释用氧注意事项

观 察

缺氧状况有无改善，氧气装置有否漏气，是否通畅，流量是否正确。

向患者说明停氧的理由

停 氧

取下胶布，用纱布包裹鼻塞，分离吸氧管，揩净鼻面部。

安置患者

卸氧气表

关流量开关、卸湿化瓶、氧气表。

记录停氧时间、签名

整理用物

洗　手

【附】

一、并发症的预防与处理

1. 无效吸氧

给氧前仔细检查吸氧装置是否完好,保证氧源压力正常;连接患者的吸氧管妥善固定,保持通畅;遵医嘱或根据患者病情调节氧流量,吸氧过程中加强巡视,观察用氧效果;及时清除呼吸道分泌物,保持气道通畅;一旦发现无效吸氧,立即查明原因,采取相应处理措施,尽快恢复有效氧气供给。

2. 鼻腔黏膜干燥

保持室内适宜的温湿度,及时补充湿化瓶内的蒸馏水,保证吸入的氧气受到充分湿化。

二、注意事项

1. 吸氧时先调节好氧流量再与患者连接;停氧时先取下吸氧管,再关闭氧气开关。如途中需改变氧流量,先分离吸氧管与湿化瓶,调节好流量后再接上,以免一旦开关使用错误,大量氧气突然冲入呼吸道而损伤肺组织。
2. 注意用氧安全,保持吸氧管路通畅,注意气道湿化。

鼻塞吸氧(中心供氧)管理标准及方法

目的:改善和纠正低氧血症,防止组织缺氧,减少与缺氧代偿有关的心肺做功。

检查方法:询问、观察、检查记录。

鼻塞吸氧(中心供氧)质量管理程序表

病区　＿＿＿＿＿＿＿＿＿＿　　　　　　　　　　日期　＿＿＿＿＿＿＿＿＿＿

请在下表适当的方框内打"√":

序　号	主要标准要求	是	否	不适用	备　注
1	评估正确				
2	操作前、后洗手				
3	解释				
4	用物准备齐全、无遗漏				
5*	湿化瓶内无菌蒸馏水及水位线符合要求				
6	正确"三查七对"				
7*	氧气表安装正确,无漏气				
8*	正确调节氧气流量				
9*	氧气通路通畅、有氧				
10	记录用氧时间、流量、签名				
11*	观察、记录用氧效果				
12	持续用氧者,每24h更换一次性吸氧管				
13*	停氧拔管方法正确				
14	卸氧气表方法正确				
15	用物处置正确				
16	仪表、态度、沟通,体现人文关怀				
17	操作熟练				

注: ＊为质量管理关键点

三、面罩给氧（中心供氧）操作程序与质量管理标准

评估要点

1）评估患者意识、呼吸状况。
2）评估患者咳嗽、咳痰情况。
3）评估患者氧饱和度（SPO_2）及血气分析情况。
4）评估患者合作程度。

素质要求（仪表、态度）

洗手、戴口罩

用物准备

推车、治疗盘、氧气表、通气管、湿化瓶内装无菌蒸馏水 1/3～1/2、扳头、吸氧记录卡、小污物盒、面罩[根据医嘱及患者病情需要选择面罩类型：简易面罩、贮氧气囊面罩、文丘里（Venturi）面罩]。

携用物至患者床旁

核　　对

用两种方式核对患者身份。

解释用氧目的

安装氧气表

先关氧气表开关，然后将氧气表插入壁式氧气孔并听到"咔嚓"声，装通气管、湿化瓶，调节氧流量。

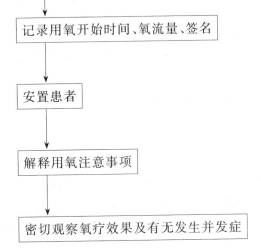

连接面罩

　　1)文丘里面罩调节好所需氧浓度。
　　2)将面罩紧密罩于口鼻部并用松紧带固定,患者感觉舒适。
　　3)贮氧气囊面罩的氧袋充盈好。

记录用氧开始时间、氧流量、签名

安置患者

解释用氧注意事项

密切观察氧疗效果及有无发生并发症

【附】

一、并发症的预防与处理

1.无效吸氧
　　用氧前仔细检查吸氧装置是否完好,保证氧源压力正常、吸氧面罩连接严密不漏气;遵医嘱或根据患者病情调节氧流量(文丘里面罩根据所需氧浓度调节相对应的氧流量),吸氧过程中加强巡视,观察用氧效果;一旦发现无效吸氧,立即查明原因,采取相应处理措施。
2.氧中毒
　　严格掌握给氧指征,选择恰当的给氧方式;严格控制吸氧浓度和时间,根据病情变化及时调整氧流量。
3.呼吸抑制
　　选择合适的氧疗工具。

二、注意事项

1.注意用氧安全,切实做好“四防”,即防火、防热、防油、防震。
2.吸氧时先调节好氧流量再与患者连接;停氧时先取下吸氧面罩,再关闭氧气开关。如途中需改变氧流量,先分离吸氧面罩与湿化瓶,调节好流量后再接上,以免一旦开关使用错误,大量氧气突然冲入呼吸道而损伤肺组织。
3.保持吸氧管路通畅,注意气道湿化。
4.长期面罩吸氧患者,应检查面部、耳廓皮肤受压情况。

5. 选择合适的氧疗工具

1) 普通面罩：为一无活瓣及贮氧气囊的面罩。呼出气体经面罩侧面的排气孔排出。
FiO_2 受吸入氧流量、患者的潮气量、吸气流速及患者呼吸方式影响。当高峰吸入
气流速超过氧气流速时，空气可通过排气孔和面罩边缘吸入面罩内。提供的 FiO_2
介于 35％～55％（6～10L/min）。最小氧流量为6L/min时，面罩在呼气末可被氧气
再充满。如氧流量低于6L/min，普通面罩将起增加死腔的作用，导致 CO_2 潴留。

适应证：低氧血症而无二氧化碳潴留的患者。

2) 贮氧气囊面罩：由面罩和一个附加贮气囊组成。附加贮气囊能收集和保存患者呼
出的氧，除能与患者吸入气流量相配合外，尚能提供与患者吸入气量相等的氧容
量。在使用时需通过调节氧流量，使贮气囊一直处于膨胀状态。氧流量每增加
1L/min，FiO_2 增加 10％。

贮氧气囊面罩可分为两种：

① 部分重复吸入面罩：面罩与贮气囊之间相通，呼出气体大部分经面罩侧面的排气
孔排出。呼出气的前 1/3 返回贮气囊，这一部分气来自解剖死腔，仅含有少量
CO_2。再次呼吸时，部分前次呼出气体和新鲜气一起被再吸入。如通过提高氧
流量使贮气囊保持膨胀状态，贮气囊内的 CO_2 比例可忽略不计。在氧流量为
6～10L/min时，此面罩能提供的 FiO_2 为 35％～60％。

② 无重复吸入面罩：无重复吸入面罩增加了三个单向活瓣。面罩两侧的单向活瓣
允许呼出气逸出而防止空气进入，第三个单向活瓣位于面罩和贮气囊之间，防止
呼出气进入贮气囊。氧流量超过 10L/min 时，此装置提供的 FiO_2 可高达80％～
95％。在使用过程中仍需注意使贮气囊保持膨胀。

适应证：无重复吸入面罩和部分重复吸入面罩都可用于暂不需气管插管的急性
呼吸衰竭患者和不能忍受无创正压通气的患者。

3) 文丘里(Venturi)面罩：利用氧射流产生的负压从侧孔带入一定量空气，以稀释氧
气达到所要求的氧浓度。常用的氧浓度有 24％、26％、28％、30％、35％、40％、
50％，耗氧量少，吸氧浓度恒定。

适应证：适用于需严格控制的持续性低浓度氧疗时，因而在治疗Ⅱ型呼吸衰竭患者
时尤为有益。

面罩给氧（中心供氧）质量管理标准及方法

目的：改善和纠正低氧血症、防止组织缺氧，并减少与缺氧代偿有关的心肺做功。

检查方法：询问、观察。

面罩给氧（中心供氧）质量管理程序表

病区 _____　　　　　　　　日期 _____

请在下表适当的方框内打"√"：

序　号	主要标准要求	是	否	不适用	备　注
1	评估正确				
2	操作前、后洗手				
3	解释				
4	用物准备齐全、无遗漏				
5*	湿化瓶内无菌蒸馏水及水位线符合要求				
6	正确"三查七对"				
7*	氧气表安装正确，无漏气				
8*	面罩选择正确				
9*	能按要求正确调节氧气流量				
10*	面罩固定妥当				
11*	氧袋充盈良好				
12	记录用氧时间、流量、签名				
13*	观察、记录用氧效果				
14	仪表、态度、沟通，体现人文关怀				
15	操作熟练				

注：＊为质量管理关键点

Ⅵ 排泄技术操作程序与质量管理标准

一、女患者导尿操作程序与质量管理标准

评估要点

1)评估患者的病情、意识、排尿状况、治疗情况。
2)评估患者的合作程度。
3)评估患者的膀胱充盈度和会阴部情况。

素质要求(仪表、态度)

洗手、戴口罩

用物准备

屏风(必要时)、治疗车、治疗盘、一次性无菌导尿包(内有一次性尿垫、弯盘、镊子、棉球、气囊导尿管、引流袋、无菌手套、充满 20mL 生理盐水的注射器、洞巾、石蜡油棉球)。

携用物至患者床旁

核 对

用两种方法核对患者身份。

解 释

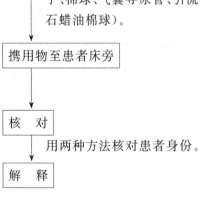

环境准备

保护患者隐私(用床帘、屏风等遮蔽)。

安置体位

协助患者取仰卧位,两腿屈膝自然分开,充分暴露外阴。

初步消毒

1)打开无菌导尿包,戴手套,将一次性尿布垫于臀下。

2)消毒原则:用碘伏棉球自上而下、从外到内消毒,每一个棉球只用一次。

再次消毒

1)更换无菌手套、铺洞巾。

2)蜡油棉球润滑导尿管前端放入弯盘内备用,导尿管的后端接引流袋。

3)消毒原则:持镊子夹碘伏棉球自上而下、从内到外消毒尿道口、两侧小阴唇、尿道口。

插导尿管

1)嘱患者放松,持另一镊子夹导尿管轻轻插入尿道口 4～6cm,见尿液流出后再插入 1～2cm,用注射器向导尿管气囊内注生理盐水,轻轻拉导尿管遇阻力即可。

2)根据需要留取尿标本。

3)脱手套,移去用物。

固定引流袋

观察尿液的颜色、性状和量,患者反应。

安置患者

宣 教

告知患者留置尿管期间的注意事项。

卫生手消毒

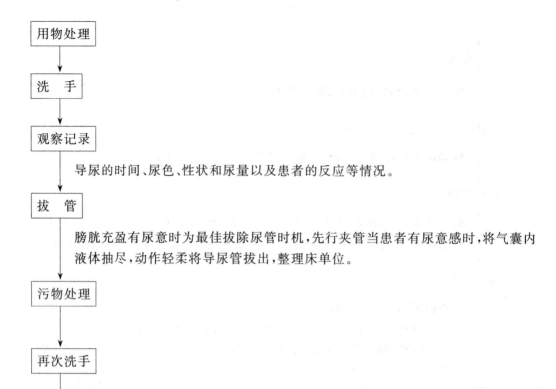

用物处理

洗　手

观察记录

导尿的时间、尿色、性状和尿量以及患者的反应等情况。

拔　管

膀胱充盈有尿意时为最佳拔除尿管时机,先行夹管当患者有尿意感时,将气囊内液体抽尽,动作轻柔将导尿管拔出,整理床单位。

污物处理

再次洗手

观察、记录

【附】

一、并发症的预防与处理

1. 尿道黏膜损伤

预防:操作时动作轻柔;安慰患者,避免过度紧张;选择型号合适的导尿管;拔导尿管时抽尽气囊内液体后拔除。

处理:导尿所致的黏膜损伤,轻者无需处理或对症处理即可痊愈;严重损伤者,请专科会诊。

2. 尿路感染

预防:严格执行手卫生、无菌技术操作;尽量避免留置导尿,掌握适应证,尽快拔管;维持无菌密闭引流;防止尿道黏膜损伤。

处理:发生尿路感染遵医嘱处理,在抗菌药物使用前更换或拔除导尿管。

3. 尿道出血

预防:插管动作轻柔,插入导尿管后第一次放尿不超过 1000mL。

处理:镜下血尿一般不需处理,出血严重者遵医嘱用药或膀胱冲洗。

女患者导尿质量管理标准及方法

目的:是解除尿潴留、留取尿标本、观察记录尿量、泌尿系手术后的恢复以及促使昏迷、尿失禁者膀胱功能的恢复的一个重要手段,在诊断和治疗急、危、重症患者中起着积极的作用。

检查方法:询问、观察、检查记录。

女患者导尿质量管理程序表

病区 _____   日期 _____

请在下表适当的方框内打"√":

序　号	主要标准要求	是	否	不适用	备　注
1	评估正确				
2	操作前、后洗手				
3	注意保护患者的隐私				
4	向患者解释导尿的目的				
5*	严格执行无菌操作				
6*	插管动作轻、稳、准				
7	误插阴道更换导尿管				
8*	导尿管及引流袋固定妥善,引流通畅				
9	会阴护理一日两次,会阴部清洁				
10	引流袋每周更换 1～2 次				
11*	护理记录完整(插管、拔管、引流情况)				
12	向患者做好置管期间的宣教				
13	用物、污物处理正确				
14	拔管符合要求				
15	仪表、态度、沟通,体现人文关怀				
16	操作熟练				

注:＊为质量管理关键点

二、大量不保留灌肠操作程序与质量管理标准

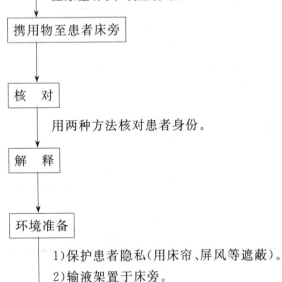

评估要点

1)评估患者意识、生命体征、排便情况。
2)评估患者心理状况及对灌肠的理解、配合程度和生活自理能力。
3)评估患者肛周皮肤黏膜情况。

素质要求(仪表、态度)

洗手,戴口罩

用物准备

治疗车、治疗盘、屏风(必要时)、便盆、输液架、按医嘱准备灌肠溶液(温度39～41℃)、水温计、一次性灌肠器、弯盘一只、润滑油、棉签、卫生纸、肛管、手套、一次性尿垫、夹子或血管钳。

携用物至患者床旁

核　对

用两种方法核对患者身份。

解　释

环境准备

1)保护患者隐私(用床帘、屏风等遮蔽)。
2)输液架置于床旁。
3)询问、协助患者小便。

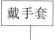

戴手套

↓

安置体位

协助患者左侧卧位,暴露臀部,将臀部移至床沿,垫上尿垫,注意保暖。

↓

挂筒(袋)

将灌肠筒(袋)挂在输液架上,使液面距肛门的距离为 40～60cm。

↓

灌 肠

置弯盘于臀边,连接肛管,肛管前端涂润滑油,排气后关调节器,垫卫生纸暴露肛门口,指导患者深呼吸,将肛管轻轻插入 7～10cm(小儿为 4～7cm),固定肛管,开放调节器缓慢灌入。

↓

观 察

灌肠中观察患者有无腹痛、腹胀,如有便意,将灌肠器适当放低,嘱患者做深呼吸或腹部按摩,如出现剧烈腹痛、面色苍白、大汗淋漓等情况立即停止灌肠,通知医生。

↓

拔肛管

灌完后夹紧调节器,用卫生纸包裹肛管轻轻拔出放入弯盘内,擦净肛门,脱手套,将用物移至治疗车的下层。

↓

安置患者

协助患者取舒适的卧位,嘱患者尽可能平卧保留 5～10min。

↓

协助排便

↓

卫生手消毒

↓

整理用物

↓

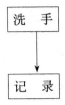

```
┌─────────────┐
│   洗   手   │
└─────────────┘
       │
       ↓
┌─────────────┐
│   记   录   │
└─────────────┘
```

灌肠时间、灌肠液和量、结果及灌肠后病情变化。

【附】

一、并发症的预防与处理

肠道黏膜损伤：做好解释工作，取得患者的充分配合；充分用液体石蜡油润滑肛管前端；插管动作顺应肠道解剖结构，动作轻柔，缓慢进入，不要来回抽插及反复插管；选择质地柔软的肛管；插入深度要适宜，不要过深。

二、注意事项

1. 灌肠筒内液面高于肛门40～60cm，压力不宜过大，流速不宜过快；伤寒患者灌肠时不得高于30cm，液体量不得超过500mL。
2. 如有腹痛指导患者深呼吸或按摩腹部并降低液面高度。
3. 肝昏迷患者禁用肥皂液灌肠，充血性心力衰竭和水钠潴留患者禁用生理盐水灌肠。
4. 急腹症、消化道出血、妊娠、严重心血管疾病等患者禁忌灌肠。

大量不保留灌肠操作程序管理标准及方法

目的:解除便秘、肠胀气;清洁肠道;稀释并清除肠道内的有害物质,减轻中毒;为高热患者降温。

检查方法:询问、观察、检查记录。

大量不保留灌肠操作质量管理程序表

病区 _____　　　　　　　　　日期 _____

请在下表适当的方框内打"√":

序　号	主要标准要求	是	否	不适用	备　注
1	评估正确				
2	操作前、后洗手				
3	用物准备齐全				
4*	灌肠液的选择、温度正确				
5	体位正确				
6	环境准备符合要求,保护患者隐私				
7*	灌肠筒液面距患者的肛门高度正确				
8*	插管动作轻柔,不反复或来回抽插				
9*	肛管插入的长度合适				
10*	能说出灌肠时的观察要点				
11	安置患者符合要求				
12	整理用物符合要求				
13	记录符合要求				
14	仪表、态度、沟通,体现人文关怀				
15	操作熟练				

注: ＊为质量管理关键点

三、保留灌肠操作程序与质量管理标准

> 评估要点

1)评估患者意识、生命体征、排便情况。
2)评估患者心理状况及对灌肠的理解、配合程度和生活自理能力。
3)评估患者肛周皮肤黏膜情况。

> 素质要求(仪表、态度)

> 洗手、戴口罩

> 用物准备

治疗车、治疗盘、屏风(必要时)、便盆、水温计、弯盘、润滑油、卫生纸、细肛管、甘油灌肠器、按医嘱配好灌肠液、手套、生理盐水 10mL、尿垫。

> 携用物至患者床旁

> 核　对

用两种方法核对患者身份。

> 解　释

> 戴手套

> 环境准备

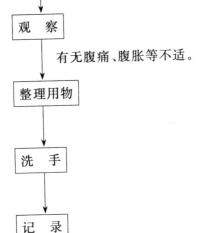

1)保护患者隐私(用床帘、屏风等遮蔽)。

2)询问、协助患者大小便。

安置体位

根据病情安置卧位,暴露臀部,将臀部移至床沿,抬高臀部10cm,垫上尿垫。

灌　肠

置弯盘于臀边,肛管前端涂润滑油,连接装有药液的甘油灌肠器,排尽肛管内气体,将肛管插入15cm左右,缓慢注入药液,灌完后再注入生理盐水10mL,使管内药液全部灌入后夹住肛管拔出,放在弯盘内,擦净肛门。

安置患者

嘱尽可能平卧,保留1h以上再排便。

观　察

有无腹痛、腹胀等不适。

整理用物

洗　手

记　录

灌肠时间、灌肠液和量、结果及灌肠后病情变化。

【附】

一、并发症的预防及处理

1. 直肠前壁黏膜损伤:护士做好解释工作,取得患者的充分配合;掌握灌肠的温度、浓度、流速、压力和液量;充分用液体石蜡油润滑肛管前端;插管动作顺应肠道解剖结构,动作轻柔,缓慢进入,不要来回抽插及反复插管;选择质地柔软的肛管;插入深度要适宜,不要过深。

二、注意事项

1. 灌肠前应了解灌肠的目的,以采取合适的体位。慢性细菌性痢疾的患者病变部位多在直肠和乙状结肠,取左侧卧位。阿米巴痢疾病变多在回盲部,取右侧卧位,以提高疗效。

2. 肠道疾患宜在睡前灌入。

3. 肛门、直肠、结肠等手术后及大便失禁者不宜保留灌肠。

4. 灌肠时要做到肛管细、插入深、液量少、流速慢(筒内液面距肛门高度不超过 30cm),以减少刺激。

保留灌肠质量管理标准及方法

目的:镇静、催眠和治疗肠道疾病。

检查方法:询问、观察、检查记录。

保留灌肠操作质量管理程序表

病区＿＿＿＿＿＿＿＿＿＿＿＿＿＿＿＿　　　　　　　　日期＿＿＿＿＿＿＿＿＿＿＿＿＿＿＿＿

请在下表适当的方框内打"√":

序　号	主要标准要求	是	否	不适用	备　注
1	评估正确				
2	操作前、后洗手				
3	用物准备齐全				
4	核对医嘱、患者				
5*	体位正确				
6	环境准备符合要求,保护患者隐私				
7*	灌肠方法正确				
8	能说出观察要点				
9*	宣教到位(平卧、尽可能保留 1h 以上)				
10	安置患者符合要求				
11	整理用物符合要求				
12	记录符合要求				
13	仪表、态度、沟通,体现人文关怀				
14	操作熟练				

注: *为质量管理关键点

四、更换人工肛门袋操作程序与质量管理标准

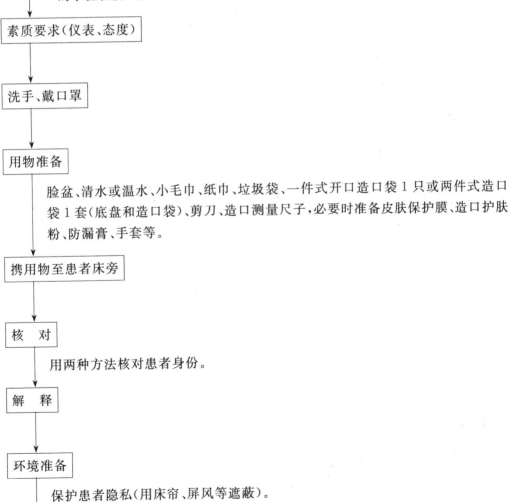

评估要点

1)评估患者病情、意识。

2)评估患者造口位置、类型及有无并发症,造口周围皮肤情况。

3)评估患者排泄物的量及颜色。

4)评估患者自理能力、合作程度、心理状态,患者或家属对造口护理方法和知识的掌握程度、家庭支持程度等。

素质要求(仪表、态度)

洗手、戴口罩

用物准备

脸盆、清水或温水、小毛巾、纸巾、垃圾袋、一件式开口造口袋1只或两件式造口袋1套(底盘和造口袋)、剪刀、造口测量尺子,必要时准备皮肤保护膜、造口护肤粉、防漏膏、手套等。

携用物至患者床旁

核　对

用两种方法核对患者身份。

解　释

环境准备

保护患者隐私(用床帘、屏风等遮蔽)。

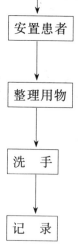

更换造口袋

1) 协助患者取平卧位、半坐卧位或坐位,将物品放于易取的位置,露出造口,在同侧铺上纸巾或治疗巾。

2) 一件式:揭去原有造口袋,撕离时一手固定皮肤,另一手由上往下撕除造口袋。两件式:一手固定于底盘上,一手由上往下分离造口袋;一手按压皮肤,一手由上往下撕除底盘,注意避免损伤皮肤。

3) 清洁造口周围皮肤:顺序由外到内。

4) 观察造口形状、颜色及有无周围皮肤并发症。

5) 测量造口大小(如有异常情况及时处理),并修剪造口袋底盘,修剪的开口与造口黏膜之间保持 1～2mm 的空隙。

6) 由下而上黏贴造口袋底盘(一件式造口袋一次性黏贴即可),扣上造口袋,方向正确,用夹子夹紧袋尾部。

7) 用手按压造口袋 1～3min,保持造口袋的黏性。

观　察

1) 造口袋密闭性。

2) 造口功能、排气排便情况。

3) 人工肛门乳头形状、颜色、周围皮肤情况。

安置患者

整理用物

洗　手

记　录

人工肛门乳头形状、颜色、周围皮肤情况及排泄物性状。

【附】

一、并发症的预防与处理

1. 造口出血:少量渗血者,用棉球或纱布稍加压迫。若出血较多,通知医生,可遵医嘱用去甲肾上腺素溶液纱布压迫。

2. 造口皮肤黏膜分离：予清创换药，选择合适辅料填充腔隙。用溃疡贴或透明贴覆盖，防漏膏遮挡，贴上造口袋。积极治疗引起造口皮肤黏膜分离的诱因，如控制血糖水平，加强营养等。

二、注意事项

1. 保持造口装置密闭、通畅。
2. 移除造口袋时注意保护皮肤；黏贴造口袋前保证造口周围皮肤清洁干燥。
3. 观察排气、排便情况。
4. 保持造口周围皮肤完整，做好皮肤护理。
5. 评估患者体力恢复情况、患者的学习能力，进行健康教育，指导患者或家属如何更换、清洗造口袋。

更换人工肛门袋操作程序管理标准及方法

目的：收集排泄物观察其性质、量及颜色；清洁造口周围皮肤，减轻异味，增加患者舒适；保持造口周围皮肤的完整性。

检查方法：询问、观察、检查记录。

更换人工肛门袋操作程序管理表

病区 _____   日期 _____

请在下表适当的方框内打"√"：

序　号	主要标准要求	是	否	不适用	备　注
1	评估正确				
2	操作前、后洗手				
3	用物准备齐全				
4	环境准备符合要求，保护患者隐私				
5	评估患者方法正确				
6*	造口袋大小选择正确				
7*	黏贴造口袋方法正确，位置合适				
8*	能说出护理要点				
9	整理用物符合要求				
10	记录符合要求				
11	仪表、态度、沟通，体现人文关怀				
12	操作熟练				

注：＊为质量管理关键点

Ⅶ 气道管理操作程序与质量管理标准

一、人工气道吸痰操作程序与质量管理标准

人工气道吸痰操作程序

```
┌─────────────┐
│   评估要点   │
└──────┬──────┘
       │
```
痰多的征象:直接观察到气管导管内有分泌物、肺部听诊可闻及痰鸣音、气道高压报警、低潮气量报警、氧饱和度下降、呼吸频率过快。

```
┌──────────────────────┐
│ 素质要求(仪表、态度) │
└──────────┬───────────┘
           │
┌──────────────┐
│  洗手、戴口罩 │
└──────┬───────┘
       │
┌─────────────┐
│   用物准备   │
└──────┬──────┘
       │
```
听诊器、氧气、流量表、呼吸皮囊、氧气连接管、无菌手套、一次性治疗碗、生理盐水、一次性吸痰管(外径不超过气管导管内径的 1/2,长度比气管导管长 4～5cm)、负压吸引装置。

```
┌─────────────┐
│  核    对   │
└──────┬──────┘
       │
```
用两种方法核对患者身份。

```
┌─────────────┐
│  解    释   │
└──────┬──────┘
       │
```
向患者(清醒)或家属(昏迷患者)解释取得合作。

```
┌──────────────────┐
│  叩肺(病情许可)  │
└────────┬─────────┘
         │
```

协助患者取合适体位

↓

吸痰前准备

1)按呼吸机纯氧键吸入 1～2min 纯氧或用呼吸皮囊辅助通气给纯氧呼吸 10～15 次(或根据患者病情延长时间)。

2)开动吸引器,试负压。

3)生理盐水倒入一次性治疗碗内。

4)打开吸痰管外包装,暴露末端,戴上无菌手套一手保持无菌,取出吸痰管,与负压吸引管相连,试吸。

↓

吸痰操作

1)将吸痰管轻柔地插入气管导管内(不要在负压的状态下)。

2)确定吸痰管插入的深度方法(符合一项即可):患者出现咳嗽反射;气管导管通畅的情况下,吸引管已经无法再深入;有肺叶切除的患者可参考外科医生的建议。

3)作间歇性吸引,用食指和拇指旋转吸痰管,边吸边提,在痰多处停留以提高吸痰效率,切忌将吸痰管上下提插;吸引时负压维持在 100～120mmHg(13.3kPa),最大不超过 200mmHg(26.7kPa);吸引时间不宜超过 15s,患者出现氧饱和度下降或呼吸困难时,立即停止吸引。

4)一次吸引完成后按呼吸机纯氧键吸入 1～2min 或用呼吸皮囊辅助通气给纯氧呼吸 10～15 次(或根据患者病情延长时间)后,再行吸引。

5)吸痰管取出后,抽吸生理盐水,冲洗管内痰液,以免阻塞。

6)吸痰过程中密切监测心率、血压、呼吸及氧饱和度。

↓

吸痰后处置

1)立即按呼吸机纯氧键吸入 1～2min 或用呼吸皮囊加压给纯氧呼吸 10～15 次(或根据患者病情延长时间),将患者气管导管与给氧装置连接。

2)关闭吸引器,分离吸痰管,封闭吸引管头,将手套反转脱去并包住用过的吸痰管,手套及吸痰管按一次性物品处理。

3)吸痰管、治疗碗每次更换,其余吸痰用物每日更换。贮液瓶/一次性集液袋至 2/3 满应及时更换。

↓

再次评估

呼吸、氧饱和度、痰鸣音、气道内压力、潮气量,与吸痰前比较。

↓

安置患者

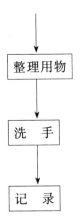

整理用物

↓

洗　手

↓

记　录

吸痰前后呼吸音改变、分泌物清除状况和呼吸型态变化、患者反应。

【附】

一、并发症的预防与处理

1. 低氧血症

预防：掌握吸痰指征，选择合适的吸痰管，保证吸痰前给纯氧；高 PEEP（>8cmH$_2$O）或患者需高吸入氧浓度（>60％）时应给予封闭式气道内吸引；吸痰过程中严密观察生命体征变化。

处理：立即停止吸痰，纯氧吸入或呼吸皮囊加压给氧。

2. 气道黏膜损伤

预防：严格掌握吸痰指征，规范执行操作流程，动作轻柔，选择合适的吸痰管。

3. 误吸

预防：病情允许应抬高床头大于 30°；管饲喂养的患者在吸痰前应停用管饲营养，必要时进行胃肠减压。

二、注意事项

1. 严格无菌操作，严禁在口腔或鼻腔内吸引后，不更换吸痰管又行气管内吸引。

2. 吸痰过程中密切监测心率、血压、呼吸及氧饱和度。

3. 高 PEEP（>8cmH$_2$O）或患者需高吸入氧浓度（>60％）时应给予封闭式气道内吸引。

4. 患者病情允许情况下，吸痰前应予规范的叩肺治疗，并安置合适的体位。

5. 吸引时最大负压不超过 200mmHg（26.7kPa），切忌将吸痰管上下提插，吸引时间不宜超过 15s。

6. 特殊感染患者换下的贮液瓶或一次性集液袋内加消毒液（建议使用施康，用量为痰液量的 1/4），静置 30min 后再倾倒。

7. 不建议在气道内吸引时常规注入痰液稀释液或生理盐水。

8. 必要时吸痰前行胃肠减压以免吸痰刺激引起反流误吸。

人工气道吸痰质量管理标准及方法

目的:吸痰是通过合适的负压吸引方法将气切、气插患者呼吸道内潴留的分泌物吸出,维持呼吸道通畅,改善通气,防治感染。

检查方法:询问、观察。

人工气道吸痰管理程序表

病区＿＿＿＿＿＿＿＿＿＿＿　　　　　　　　　日期＿＿＿＿＿＿＿＿＿＿＿＿

请在下表适当的方框内打"√":

序　号	主要标准要求	是	否	不适用	备　注
1	操作前、后洗手				
2	评估正确				
3	安置患者体位恰当				
4	叩肺				
5*	吸引前、间歇、后用纯氧键或用呼吸皮囊加压给纯氧				
6	吸痰管选择正确				
7*	插管动作轻柔敏捷,吸引方法正确				
8*	吸引压力正确				
9*	遵守无菌操作原则				
10	用物处置正确				
11	安置患者舒适体位				
12	再次评估				
13	记录内容符合要求				
14	仪表、态度、沟通,体现人文关怀				
15	操作熟练				

注:＊为质量管理关键点

二、经口腔或鼻腔吸痰操作程序与质量管理标准

经口腔或鼻腔吸痰操作程序

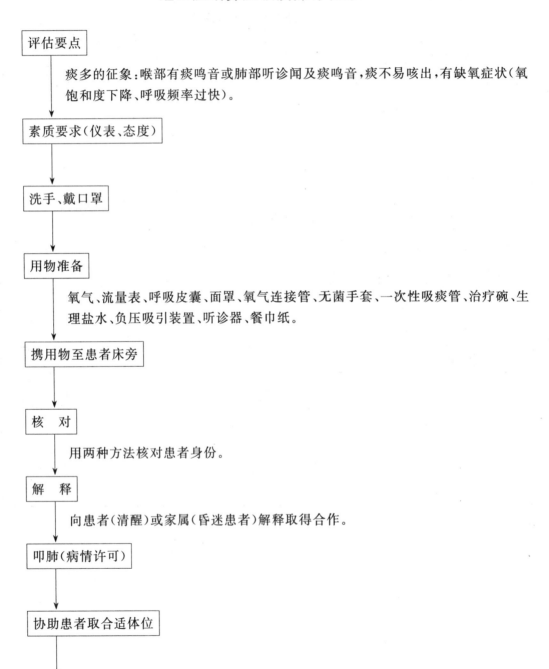

评估要点

　　痰多的征象：喉部有痰鸣音或肺部听诊闻及痰鸣音，痰不易咳出，有缺氧症状（氧饱和度下降、呼吸频率过快）。

素质要求（仪表、态度）

洗手、戴口罩

用物准备

　　氧气、流量表、呼吸皮囊、面罩、氧气连接管、无菌手套、一次性吸痰管、治疗碗、生理盐水、负压吸引装置、听诊器、餐巾纸。

携用物至患者床旁

核　对

　　用两种方法核对患者身份。

解　释

　　向患者（清醒）或家属（昏迷患者）解释取得合作。

叩肺（病情许可）

协助患者取合适体位

```
吸痰前准备
```

  1)取下患者活动义齿。

  2)开动吸引器,试负压。

  3)将生理盐水倒入治疗碗内。

  4)打开吸痰管外包装,暴露末端,右手戴上手套保持无菌,取出吸痰管,保持
    无菌。

  5)将无菌吸引管的连接头与负压吸引器管相连,试吸。

```
吸痰操作
```

  1)将吸痰管轻柔地经口或鼻插入咽喉部(不要在负压状态下),待患者吸气时将
    导管插入气管一定深度约 20cm 左右或患者有剧烈咳嗽时,立即作间歇性吸
    引,用右手食指和拇指旋转吸痰管,边吸边提,在痰多处停留以提高吸痰效率,
    切忌将吸痰管上下提插,吸引时负压维持在 100～120mmHg(13.3kPa),最大
    不超过 200mmHg(26.7kPa);吸引时间不宜超过 15s,患者出现氧饱和度下降
    或呼吸困难时,立即停止吸引。

  2)插管遇到阻力时,可适当变动头的位置后再行插入,勿强行插入,以免损伤
    黏膜。

  3)如自口腔吸痰有困难,可由鼻腔插入,脑脊液漏的患者禁止吸痰。

  4)吸痰管取出后,抽吸生理盐水,冲洗管内痰液,以免阻塞。

  5)吸痰过程中密切监测心率、血压、呼吸及氧饱和度等。

```
吸痰后处置
```

  1)关闭吸引器,分离吸痰管,封闭吸引管头,将手套反转脱去并包住用过的吸痰
    管,手套及吸痰管按一次性物品处理。

  2)吸痰用物每日更换,吸痰管、一次性治疗碗每次更换,贮液瓶/一次性集液袋至
    2/3 满应及时更换。

```
再次评估
```

  呼吸、氧饱和度、痰鸣音与吸痰前比较。

```
安置患者
```

  舒适体位,擦净患者面部分泌物。

```
整理用物
```

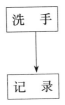

洗　手

↓

记　录

吸痰前后呼吸音改变、分泌物清除状况和呼吸型态变化、患者反应。

【附】

一、并发症的预防与处理

1. 低氧血症

　预防：把握吸痰时机，控制吸引时间小于15s。选择合适的吸痰管。吸引前适当提高吸氧浓度。吸痰过程中严密观察生命体征变化。

　处理：立即停止吸痰，提高氧流量或呼吸皮囊加压给氧。

2. 口鼻腔黏膜损伤

　预防：规范执行操作流程，动作轻柔。

　处理：加强口腔护理，密切观察口腔黏膜损伤程度，可用口泰（或多贝尔氏液）、碱性漱口水以预防感染。鼻腔黏膜损伤可涂四环素软膏。

3. 误吸

　预防：病情允许情况应抬高床头大于30°。管饲的患者在吸痰前应停用管饲营养，必要时进行胃肠减压。

二、注意事项

1. 严格无菌操作，动作轻柔、敏捷。

2. 患者病情允许情况下，吸痰前应予规范的叩肺治疗，并安置合适的体位。

3. 吸引时最大负压不超过200mmHg（26.7kPa），切忌将吸痰管上下提插，吸引时间不宜超过15s。

4. 吸痰过程密切观察患者反应、监测心率、血压、呼吸及氧饱和度等。

5. 特殊感染患者换下的贮液瓶或一次性集液袋内加消毒液，建议使用施康，用量为痰液量的1/4，静置30min后再倾倒。

6. 必要时吸痰前行胃肠减压以免吸痰刺激引起反流误吸。

经口腔或鼻腔吸痰质量管理标准及方法

目的:吸痰是通过合适的负压吸引的方法将患者呼吸道内潴留的分泌物吸出,维持呼吸道通畅,改善通气,防治感染。

检查方法:询问、观察。

经口腔或鼻腔吸痰质量管理程序表

病区＿＿＿＿＿＿＿＿＿＿＿＿＿＿＿＿　　　　　　　　　日期＿＿＿＿＿＿＿＿＿＿＿＿＿＿＿＿

请在下表适当的方框内打"√":

序　号	主要标准要求	是	否	不适用	备　注
1	操作前、后洗手				
2	解释				
3*	评估正确				
4	安置患者体位恰当				
5	叩肺				
6	吸痰管管径选择				
7*	插管动作轻柔敏捷,吸引方法正确				
8*	吸引压力正确				
9*	遵守无菌操作原则				
10	用物处置正确				
11	安置患者舒适体位				
12	再次评估				
13	记录内容符合要求				
14	仪表、态度、沟通,体现人文关怀				
15	操作熟练				

注:＊为质量管理关键点

三、叩肺操作程序与质量管理标准

叩肺操作程序

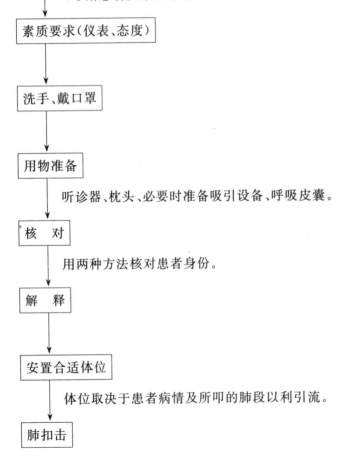

评估要点

1)了解病史及适应证,确定无禁忌证。禁忌证:不稳定的头颅/脊髓损伤、肺栓塞、大咯血、胸部骨折、多发肋骨骨折、肺癌、肺大泡、哮喘急性发作时、急性心肌梗死早期、活动性出血或凝血障碍、未处理的胸腹主动脉夹层动脉瘤等。

2)评估呼吸型态。

3)听诊肺部以确定痰液积聚部位。

4)了解患者及家属意愿、认知和执行能力。

素质要求(仪表、态度)

洗手、戴口罩

用物准备

听诊器、枕头、必要时准备吸引设备、呼吸皮囊。

核　对

用两种方法核对患者身份。

解　释

安置合适体位

体位取决于患者病情及所叩的肺段以利引流。

肺扣击

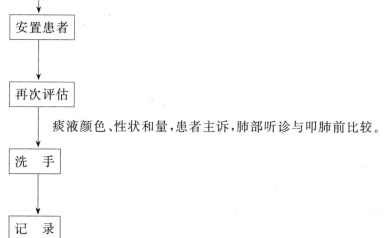

1)方法:掌合成杯状,拇指紧贴四指,用腕部力量,进行肺部有节奏扣击,扣击由下至上,由外至内,每肺叶反复扣击 1～3min。

2)肺扣击时间:避免在患者生命体征不稳定时/进食前后扣击。

3)禁止肺扣击的部位:脊柱、胸骨、切口上和胸腔引流管处、肾区、肝区、脾区、女性乳房,避免直接在赤裸的皮肤上扣击。

取合适体位,指导有效咳嗽

有效咳嗽:取坐位,双脚着地,身体前倾,或取半卧位,双手环抱枕头;进行数次深呼吸;再深吸一口气,屏气 3～5s,进行 2～3 次短促有力的咳嗽。

安置患者

再次评估

痰液颜色、性状和量,患者主诉,肺部听诊与叩肺前比较。

洗 手

记 录

【附】

注意事项

1.严格掌握适应证及禁忌证。

2.叩肺方法正确:扣击由下至上,由外至内,每叶肺反复扣击 1～3min。

3.严密监测患者血压、脉搏、呼吸及 SPO_2 变化,重视患者主诉及反应。

叩肺质量管理标准及方法

目的:利用手部、空气震动的方法,协助患者排出肺部分泌物。

检查方法:询问、观察。

叩肺质量管理程序表

病区＿＿＿＿＿＿＿＿＿＿＿＿＿   日期＿＿＿＿＿＿＿＿＿＿＿＿＿

请在下表适当的方框内打"√":

序　号	主要标准要求	是	否	不适用	备　注
1	操作前、后洗手				
2	解释恰当				
3*	评估正确				
4*	安置患者体位正确				
5*	肺扣击方法正确				
6*	能指导患者进行有效咳嗽				
7	安置患者舒适体位				
8	再次评估及方法正确				
10	观察、记录正确				
11	能说出叩肺禁忌证及禁忌部位				
12	仪表、态度、沟通,体现人文关怀				
13	操作熟练				

注: ＊为质量管理关键点

四、雾化吸入操作程序与质量管理标准

雾化吸入操作程序

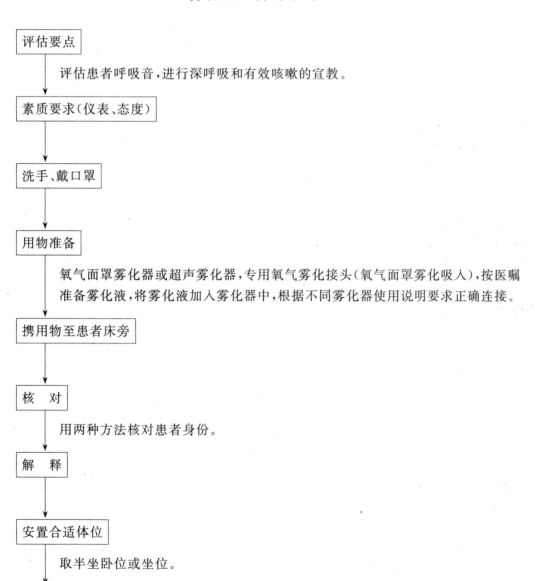

评估要点 → 评估患者呼吸音，进行深呼吸和有效咳嗽的宣教。

素质要求(仪表、态度)

洗手、戴口罩

用物准备 → 氧气面罩雾化器或超声雾化器，专用氧气雾化接头(氧气面罩雾化吸入)，按医嘱准备雾化液，将雾化液加入雾化器中，根据不同雾化器使用说明要求正确连接。

携用物至患者床旁

核 对 → 用两种方法核对患者身份。

解 释

安置合适体位 → 取半坐卧位或坐位。

雾化吸入操作

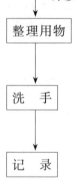

1)氧气面罩雾化吸入

　　①取下湿化瓶,接专用氧气雾化接头。

　　②连接氧气。

　　③氧流量调节至 6～10L/min。

　　④面罩罩住口鼻,嘱患者深呼吸,时间 15～20min。

2)超声雾化吸入

　　①打开雾化器,根据病情调节雾量。

　　②将咬嘴放入患者口中或面罩罩住口鼻嘱其深呼吸,治疗时间 15～20min。

观　察

雾化吸入方法是否正确,有无剧烈刺激性咳嗽,有无呼吸困难,有无支气管痉挛,必要时减少雾量或停止雾化吸入。

安置患者

必要时漱口,给予舒适卧位,鼓励协助患者作有效咳嗽,排痰。

再次评估

听诊两肺呼吸音。

整理用物

洗　手

记　录

【附】

注意事项

1.遵循无菌操作原则,按医嘱配制雾化液。

2.雾化前宣教深呼吸和有效咳嗽的方法并评估患者掌握情况。

3.雾化中密切观察患者呼吸、咳嗽等情况。

4.氧气雾化应选用有减压装置的流量表,禁止连接湿化瓶,以免湿化瓶爆裂。

雾化吸入质量管理标准及方法

目的:正确地进行雾化吸入,观察雾化吸入的疗效和不良方法。

检查方法:询问、观察、检查记录。

雾化吸入质量管理程序表

病区_____　　　　　　　日期_____

请在下表适当的方框内打"√":

序　号	主要标准要求	是	否	不适用	备　注
1	操作前后洗手				
2	用物准备符合要求				
3*	操作前后进行肺部评估,方法正确				
4*	教患者深呼吸、有效咳嗽、雾化吸入方法正确				
5*	正确选择流量表				
6*	根据不同雾化器操作正确				
7	能说出观察要点				
8	协助患者排痰				
9	用物整理符合要求				
10	记录符合要求				
11	仪表、态度、沟通,体现人文关怀				
11	操作熟练				

注: * 为质量管理关键点

Ⅷ 引流技术操作程序与质量管理标准

一、普通引流管护理（更换引流袋）操作程序与质量管理标准

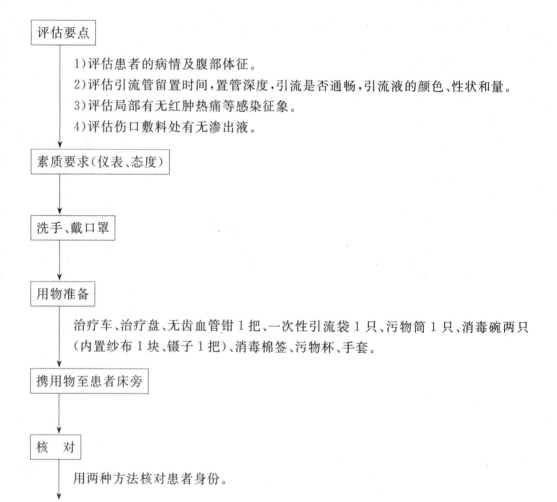

评估要点

　　1)评估患者的病情及腹部体征。

　　2)评估引流管留置时间,置管深度,引流是否通畅,引流液的颜色、性状和量。

　　3)评估局部有无红肿热痛等感染征象。

　　4)评估伤口敷料处有无渗出液。

素质要求(仪表、态度)

洗手、戴口罩

用物准备

　　治疗车、治疗盘、无齿血管钳1把、一次性引流袋1只、污物筒1只、消毒碗两只(内置纱布1块、镊子1把)、消毒棉签、污物杯、手套。

携用物至患者床旁

核　对

　　用两种方法核对患者身份。

解　释

↓

戴手套

↓

安置患者体位

1)低半卧位或平卧位。

2)保护患者隐私(用床帘、屏风等遮蔽)。

3)将引流管侧上肢放置胸前,暴露引流管。

检查伤口,注意保暖

↓

准备引流袋

1)打开引流袋外包装。

2)检查引流袋有无破损或管子扭曲。

3)旋紧尾端阀门。

4)抗反流引流袋做好标识(有效时间)。

更换引流袋

1)引流袋外包装垫在引流管接口下面。

2)挤压引流管。

3)用无齿血管钳夹住引流管尾端上 3~6cm。

4)消毒接口处两次(以接口处为中心,直径至少 5cm)。

5)取无菌纱布,裹住接口处并进行分离。

6)消毒引流管横截面。

7)连接无菌引流袋,松开血管钳,挤压引流管,观察是否通畅。

妥善放置引流袋,保持有效引流

↓

安置患者,观察引流液的颜色、性状和量

↓

健康宣教

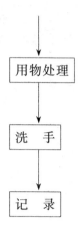

【附】

一、并发症的预防与处理

1. 感染：避免引流袋位置高于引流管置入口部位，防止引流液发生逆流。定期在无菌操作下更换引流装置，严防感染。

2. 引流不畅：引流管不可受压、扭曲、折叠，经常以离心方向挤捏，若有阻塞可用注射器回抽，禁止擅自冲洗。

3. 非计划拔管：根据管道放置部位及风险程度做好相应的标识，防止误拔。有效固定引流管，告知患者或家属翻身、活动时注意引流袋的位置，避免牵拉过紧，对躁动不安的患者应有专人守护或适当加以约束，防止导管滑脱。一旦滑脱及时通知医生处理，按导管滑脱管理流程上报相关部门。

二、注意事项

1. 严格无菌操作，定期更换引流装置。

2. 有效固定引流管，标识清晰，防止导管滑脱或误拔。

3. 保持有效引流。按引流管的放置目的、位置给予不同体位；负压引流者，保持适宜的负压；保持引流通畅，防止阻塞。

4. 做好病情观察及记录。观察并记录引流液的颜色、性状和量，与病情是否相符，发现异常及时与医生联系。

普通引流管护理(更换引流袋)质量管理标准及方法

目的:1.引流气体及液体(消化液、腹腔液、脓液、切口渗出液)至体外,降低局部压力,减少感染因素,促进愈合。

2.作为检测、治疗途径。

检查方法:询问、观察、检查记录。

普通引流管护理(更换引流袋)质量管理程序表

病区_____ 日期_____

请在下表适当的方框内打"√":

序 号	主要标准要求	是	否	不适用	备 注
1	评估正确				
2	操作前、后洗手				
3	用物准备齐全				
4	安置患者卧位合适				
5	检查伤口				
6	检查无菌引流袋质量				
7	挤压引流管方法正确				
8	正确夹闭引流管				
9*	消毒方法正确,严格无菌操作				
10*	引流管通畅				
11*	观察及记录引流液的颜色、性状和量				
12	引流袋位置合适,离地				
13	用物处理符合要求				
14	仪表、态度、沟通,体现人文关怀				
15	操作熟练				

注: ＊为质量管理关键点

二、胸腔闭式引流管护理(更换一次性单瓶水封式胸腔引流装置)操作程序与质量管理标准

┌─────────────┐
│ 评估要点 │
└─────────────┘

1)留置日期、深度、固定情况。
2)引流液的颜色、性状及量。
3)水柱波动情况及有无漏气。
4)患者的呼吸情况及局部有无渗液、出血、皮下气肿等。

┌─────────────────────┐
│ 素质要求(仪表,态度) │
└─────────────────────┘

┌─────────────┐
│ 洗手,戴口罩 │
└─────────────┘

┌─────────────┐
│ 用物准备 │
└─────────────┘

治疗车,治疗盘,血管钳两把,一次性单瓶水封式胸腔引流装置1只,生理盐水,污物桶,消毒弯盘两只,内放消毒纱布1块、镊子1把,碘伏棉球,手套,治疗巾。

┌──────────────────────────────────────┐
│ 一次性单瓶水封式胸腔引流装置准备 │
└──────────────────────────────────────┘

检查有效期,有无破损,按无菌要求向引流装置内倒入生理盐水至水位线。

┌───────────────────┐
│ 携用物至患者床旁 │
└───────────────────┘

┌─────────────┐
│ 核   对 │
└─────────────┘

用两种方法核对患者身份。

┌─────────────┐
│ 解   释 │
└─────────────┘

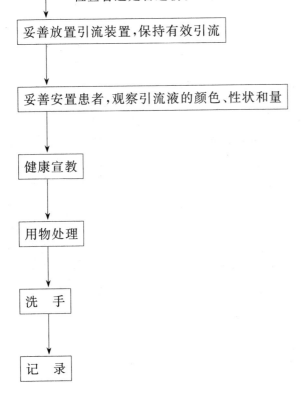

戴手套

↓

更换引流装置

1)安置患者体位:低半卧位或平卧位。

2)保护患者隐私(用床帘、屏风等遮蔽)。

3)正确放置引流装置,保证引流装置液平面低于胸壁引流口平面 60cm。

4)检查伤口,观察水柱波动及有无气泡溢出。

5)将治疗巾垫在引流管接口下面,用两把血管钳夹住胸腔引流管近端。

6)用碘伏棉球消毒引流管接口处两次(以接口处为中心,直径至少 5cm)。

7)用纱布裹住脱开连接处。

8)再用碘伏棉球消毒引流管的管口。

9)胸腔引流管与引流装置连接,检查确认引流装置内管在水面下,放开血管钳,检查管道是否通畅。

↓

妥善放置引流装置,保持有效引流

↓

妥善安置患者,观察引流液的颜色、性状和量

↓

健康宣教

↓

用物处理

↓

洗 手

↓

记 录

【附】

一、并发症的预防与处理

1.气胸:保持引流系统的密闭性,引流装置内管保持在液面下。更换及转运患者时需用

两把血管钳夹闭胸管。有漏气的患者在转运途中不能夹闭胸管。有效固定引流管，并留有足够长度，以防翻身、活动时引流管外移或拔脱导致空气进入胸腔。告知患者或家属翻身、活动时注意引流装置的位置，避免牵拉过紧，对躁动不安的患者应有专人守护或适当加以约束，防止引流管滑脱。一旦发生引流管滑脱，应立即压住敷料或用手捏闭引流口处皮肤，使引流口创缘闭合，以免空气进入胸膜腔；如果引流管与引流装置接口脱开或引流装置损坏，应立即将上段引流管反折，按流程更换引流装置。

2. 胸腔内感染：引流装置应保持无菌，每日更换，更换时应严格无菌操作。保持引流口敷料清洁、干燥，保持引流通畅，引流装置液平面应低于胸壁引流口平面60cm，防止逆行感染。密切观察患者体温、引流液的性状等，一旦出现体温升高、畏寒、胸痛加剧、引流液混浊等，应及时报告医生。

3. 纵隔移位：有持续漏气者更换及转运患者时忌用血管钳夹闭。全肺切除术后患者胸腔引流管夹闭，根据气管位置由医生开放调压。支气管损伤或肺破裂口较大致漏气严重、胸腔引流管水柱波动过大时，应连接负压吸引促进排气。一旦发生纵隔移位，应立即报告医生处理。

4. 复张性肺水肿：胸腔大量积液引流时，一次放液不超过1000mL。

二、注意事项

1. 保持引流通畅
   1）取半卧位，以利引流及呼吸。
   2）鼓励患者深呼吸及咳嗽，促使胸膜腔内液体及气体排出，使肺复张。
   3）避免引流管受压或曲折，经常挤压，防止引流管被血块或脓块堵塞。
   4）引流装置内管在液面下超过6cm时须及时更换引流装置。

2. 评估引流液的颜色、性状和量。若短时间内胸腔引流管引出血性液体，每小时大于200mL连续3h以上，且血色过深或伴有血块时，应立即报告医生，密切监测血压、心率等，遵医嘱处理。

3. 拔管指征：引流管中无气体排出，胸腔引流量在100mL/24h以下，引流管中液面波动小或固定不动，听诊呼吸音清晰，胸部X线片显示肺复张良好，可拔除胸腔引流管。拔管24h内观察患者的呼吸情况及局部有无渗血渗液、皮下气肿等。发现异常，及时处理。

胸腔闭式引流管护理(更换一次性单瓶水封式胸腔引流装置) 质量管理标准及方法

目的:正确地更换一次性单瓶水封式胸腔引流装置,观察引流液的颜色、性状和量,有无气泡,水柱波动情况。

检查方法:询问、观察、检查记录。

胸腔闭式引流管护理(更换一次性单瓶水封式胸腔引流装置)质量管理程序表

病区＿＿＿＿＿＿＿＿＿＿＿＿＿＿＿　　　　　　　　日期＿＿＿＿＿＿＿＿＿＿＿＿＿＿＿

请在下表适当的方框内打"√":

序　号	主要标准要求	是	否	不适用	备　注
1	评估正确				
2	操作前、后洗手				
3	用物准备符合要求				
4*	引流装置准备正确				
5*	严格无菌操作				
6	保暖				
7*	连接方法正确				
8*	引流装置位置正确,引流通畅				
9*	引流管接口上方夹两把血管钳,确认夹闭不漏				
10*	保证引流系统密封				
11*	能说出胸腔引流管的护理要点				
12*	确保更换及引流装置引流过程的安全				
13*	检查水柱波动及有无气泡				
14	记录符合要求				
15	仪表、态度、沟通,体现人文关怀				
16	操作熟练				

注:＊为质量管理关键点

三、三腔二囊管护理操作程序与质量管理标准

```
┌─────────────┐
│ 评估要点    │
└──────┬──────┘
```
　　1)评估患者是否有肝硬化病史。
　　2)评估胃镜是否提示有食道胃底静脉曲张。
　　3)评估患者是否有呕血。
　　4)评估患者能否配合吞咽。

```
┌───────────────────────┐
│ 素质要求(仪表、态度)  │
└──────┬────────────────┘
```

```
┌─────────────┐
│ 洗手、戴口罩 │
└──────┬──────┘
```

```
┌─────────────┐
│ 用物准备    │
└──────┬──────┘
```
　　治疗盘、治疗巾、三腔二囊胃管、润滑油(根据产品说明选用)、纱布、棉签、胶布、50mL注射器、治疗碗两只、血管钳2把、夹子3只(根据三腔二囊胃管种类准备)、剪刀、0.5kg重物连牵引绳、牵引固定架、生理盐水、手套、负压引流袋、污物杯。

```
┌─────────────┐
│ 操作前准备  │
└──────┬──────┘
```
　　1)戴手套。
　　2)试气、标识:检查胃管是否通畅,用50mL注射器分别在胃囊注入200mL,做好标识。食道囊注入150mL气体,做好标识。放在水中观察气囊有无漏气、形状是否符合要求。
　　3)抽瘪气囊,擦干,润滑油润滑后置于治疗碗中备用。

```
┌───────────────────┐
│ 携用物至患者床旁  │
└──────┬────────────┘
```

```
┌─────────────┐
│ 核    对    │
└─────────────┘
```

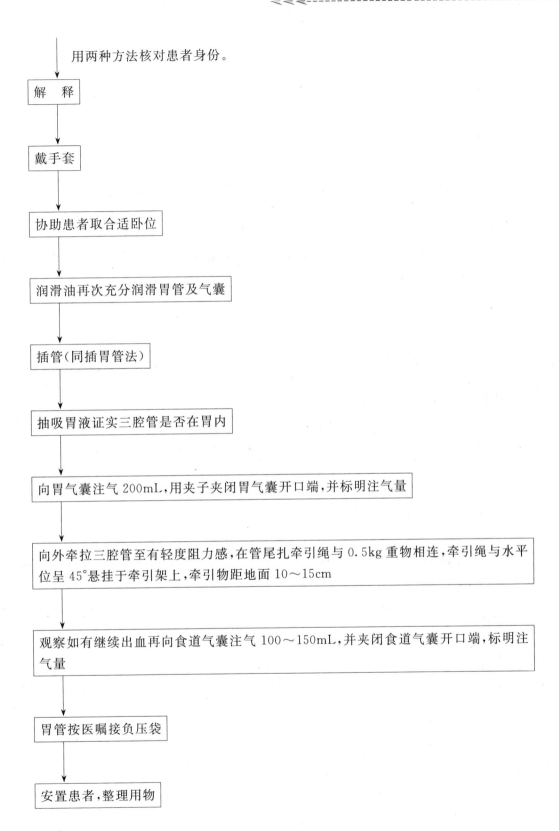

用两种方法核对患者身份。

解　释

戴手套

协助患者取合适卧位

润滑油再次充分润滑胃管及气囊

插管（同插胃管法）

抽吸胃液证实三腔管是否在胃内

向胃气囊注气 200mL,用夹子夹闭胃气囊开口端,并标明注气量

向外牵拉三腔管至有轻度阻力感,在管尾扎牵引绳与 0.5kg 重物相连,牵引绳与水平位呈 45°悬挂于牵引架上,牵引物距地面 10~15cm

观察如有继续出血再向食道气囊注气 100~150mL,并夹闭食道气囊开口端,标明注气量

胃管按医嘱接负压袋

安置患者,整理用物

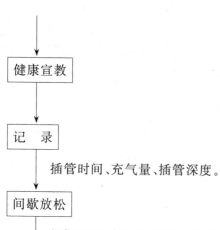

健康宣教

记 录

插管时间、充气量、插管深度。

间歇放松

根据医嘱,每 12～24h 放松牵引、食道气囊放气一次,每次 15～30min,放松时妥善固定导管。

评估拔管

1)评估有无再出血。

2)出血停止后,予放松牵引,继续观察 24h,如未再出血,放出囊内气体,可拔管。

用物准备

治疗盘、润滑油、纱布、治疗碗。

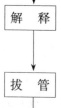

解 释

拔 管

吞服润滑油 20～30mL,等待 20～30min,如遇阻力应再次吞服润滑油,不可强行拔管。

整理用物

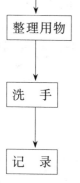

洗 手

记 录

【附】

一、并发症的预防与处理

1. 窒息：胃气囊漏气或破裂使三腔二囊管往外脱出，压迫气管可引起窒息。置管后，应在鼻外管做好明显的标记，保持有效的牵引，一旦发生窒息应立即用剪刀从三岔分口末端剪断导管，使气囊迅速放气，拔出三腔二囊管。应一手拉住患者导管端，以免导管掉入胃内。

2. 心律失常：由于胃气囊充气不足而导管向外滑出，进入食管下段挤压心脏，引起胸骨后不适，严重者出现频繁早搏。应遵医嘱适当调整。

3. 食道、胃底黏膜损伤：根据病情遵医嘱定时放松牵引，每12～24h放松牵引、食道气囊放气一次，每次放气15～30min，以免引起黏膜糜烂、坏死。拔管前先口服液体润滑油20～30mL，轻轻转动导管，使导管和黏膜松开，缓慢、轻柔拉出。拔管时动作一定要轻柔，切忌粗暴，以防鼻腔出血。

4. 吸入性肺炎：由于气囊的填塞，唾液等口腔分泌物不能进入胃，易误入气道引起吸入性肺炎，应及时清理呕吐物、口腔内分泌物等。

二、注意事项

1. 向气囊内注气前需先抽瘪气囊。充气时先充胃气囊再充食道气囊，放气时先放食道气囊再放胃气囊。（可以单独充气胃气囊，不能单独充气食道气囊）。

2. 为了保证气囊压迫的有效性，必要时可检测气囊压力。正常压力胃气囊为50mmHg，食道气囊为40mmHg。三腔二囊管的固定主要为牵引固定，牵引线与人体纵轴呈45°，但是放松放气时，应用胃管固定方法妥善固定，以防滑脱。

3. 剪刀需放置予病床边显眼处，但患者不易取到。

4. 留置深度：大约55～65cm，为患者剑突至发际的距离。

5. 留置时间：一般3～4天，若继续出血可适当延长。

6. 留置期间每班在鼻腔滴入少许润滑油，以防止管腔与鼻黏膜黏连引起不适和拔管时鼻出血。

7. 胃管接负压引流袋，观察引流液的颜色、性状和量，若出血量大时要及时抽吸，以免堵塞胃管。

三腔二囊管质量管理标准及方法

目的:门静脉高压患者食道胃底静脉曲张破裂出血的压迫止血。

检查方法:询问、观察。

三腔二囊管质量管理程序表

病区 _____ 　　　　　　日期 _____

请在下表适当的方框内打"√":

序　号	主要标准要求	是	否	不适用	备　注
1	评估正确				
2	操作前、后洗手				
3	用物准备齐全				
4*	插管前准备充分、正确				
5*	气囊标识清楚				
6	卧位合适				
7*	能说出正确的插管方法				
8*	能说出胃气囊、食道气囊的充气量				
9	牵引物重量、角度恰当				
10	用物处置正确				
11	记录符合要求				
12*	能说出观察要点和相应的处理措施				
13	给予患者相应的护理措施				
14	能说出拔管方法及注意事项				
15	仪表、态度、沟通,体现人文关怀				
16	操作熟练				

注：＊为质量管理关键点

四、胃肠减压操作程序与质量管理标准

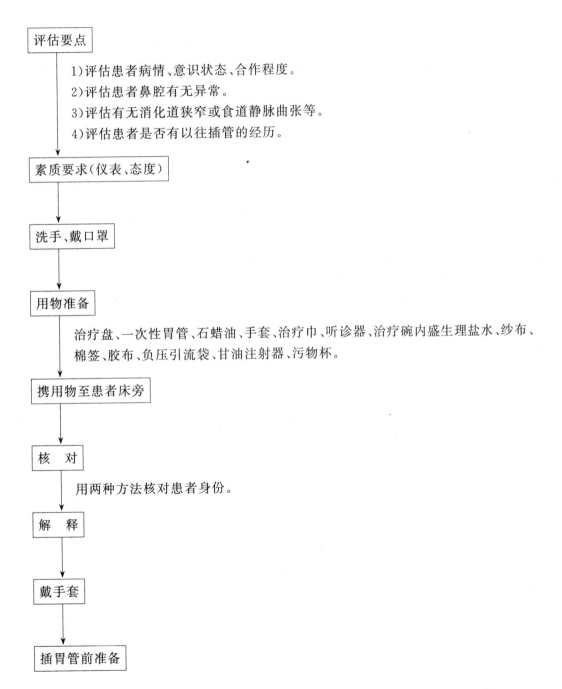

评估要点

1)评估患者病情、意识状态、合作程度。
2)评估患者鼻腔有无异常。
3)评估有无消化道狭窄或食道静脉曲张等。
4)评估患者是否有以往插管的经历。

素质要求(仪表、态度)

洗手、戴口罩

用物准备

治疗盘、一次性胃管、石蜡油、手套、治疗巾、听诊器、治疗碗内盛生理盐水、纱布、棉签、胶布、负压引流袋、甘油注射器、污物杯。

携用物至患者床旁

核　对

用两种方法核对患者身份。

解　释

戴手套

插胃管前准备

1)取舒适卧位(平卧位、半卧位、坐位)。

2)垫弯盘或治疗巾于颌下。

3)清洁鼻腔。

4)检查胃管是否通畅,测量插入胃管的长度并做好标记。

5)石蜡油润滑胃管。

插胃管

1)经鼻腔插胃管至咽喉部(约 15cm),嘱患者做吞咽动作(昏迷患者头部抬起,使下颌靠近胸骨柄),同时送入胃管 45~55cm 至胃内(发际至剑突的长度)。

2)患者如出现呛咳、紫绀、呼吸困难立即拔出胃管。

3)患者出现恶心、欲吐,休息片刻,嘱深呼吸再插入。

4)证实胃管在胃内的方法:

①抽出胃液(最可靠);

②听到气过水声;

③无气体逸出(方法:嘱患者呼吸)。

固定胃管

1)胃管位置放置合适,患者感觉舒适。

2)有效固定胃管,确保安全。

3)标识插入时间、深度。

连接负压袋

1)保持负压状态,且引流通畅。

2)观察引流液的颜色、性状和量。

3)有效固定。

安置患者,健康宣教

用物处理

洗　手

记　录

【附】

一、并发症的预防与处理

1. 误插气管：插管过程中应给予合适的体位，把握插管时机，患者吞咽时插管。严格按操作规程判断胃管位置。及时观察患者面色，呛咳、口唇等有无紫绀。如发现剧烈呛咳、呼吸困难、紫绀等情况，应立即拔出，休息片刻后重插。

2. 引流不畅：置管期间应定时检查胃管置管深度，有效固定，避免管道扭曲、折叠，定期挤捏，检查胃肠减压装置，保持引流通畅。

3. 声音嘶哑：操作时应选择粗细适宜、质地较柔软、表面光滑的胃管以减轻局部的刺激。勿强行插管，不宜来回抽插胃管及反复插管。胃肠减压过程中，嘱患者少说话或禁声，使声带得到充分的休息。病情允许情况下，尽早拔出胃管。遵医嘱可使用激素及抗生素雾化吸入，以减轻水肿，营养神经。

4. 吸入性肺炎：胃肠减压过程中由于咽喉部分泌物增加而患者又不敢咳嗽或胃肠减压引流不畅导致食管反流，造成吸入性肺炎。应及时清理呕吐物、口腔内分泌物等，具体处理参照吸入性肺炎治疗。

5. 水电解质紊乱：由于胃肠减压持续时间长，大量胃液引出，易导致水电解质紊乱。观察引流物的颜色、性状和量，并记录24h引流总量，监测电解质变化。

二、注意事项

1. 给昏迷患者插胃管时，应先撤去枕头，头向后仰，当胃管插入15cm时，将患者头部托起，使下颌靠近胸骨柄以增大咽喉部通道的弧度，便于胃管顺利通过会厌部。

2. 插管时患者出现恶心，应休息片刻，嘱患者深呼吸再插入，出现呛咳、呼吸困难、发绀等情况，立即拔出，休息后重新插入。

3. 保持负压状态，引流通畅。每天更换负压引流袋。

4. 观察并记录胃管内引流的颜色、性状和量。

5. 观察并记录置管深度，有效固定胃管，防止滑脱。

6. 观察胃肠道功能恢复情况。

胃肠减压质量管理标准及方法

目的:利用负压原理,将胃肠道积聚的气体、液体吸出,减轻胃肠道内压力。用于消化道及腹部手术,增加手术安全性,减轻胃肠胀气,促进胃肠道功能恢复。通过对胃肠减压吸出物的判断,可观察病情变化,协助诊断。

检查方法:询问、观察、检查记录。

胃肠减压质量管理程序表

病区 _____　　　　　　　　日期 _____

请在下表适当的方框内打"√":

序　号	主要标准要求	是	否	不适用	备　注
1	评估正确				
2	操作前、后洗手				
3	用物准备正确				
4	插胃管方法正确				
5*	能说出胃管插入的长度				
6*	证实胃管在胃内的方法正确				
7*	胃管固定安全、舒适				
8*	正确记录胃管内引流液的颜色、性状、量及胃管插入的深度				
9*	引流袋保持在负压状态并保持通畅				
10	口腔护理落实				
11	每日更换负压引流袋				
12	仪表、态度、沟通体现人文关怀				
13	操作熟练				

注:＊为质量管理关键点

Ⅸ 其他技术操作程序与质量管理标准

一、无菌技术操作程序与质量管理标准

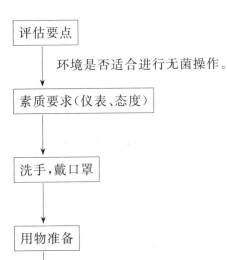

评估要点

　　环境是否适合进行无菌操作。

素质要求(仪表、态度)

洗手,戴口罩

用物准备

　　按无菌技术原则准备治疗盘、无菌持物钳(镊)、无菌罐、无菌包(包内根据需要准备)、无菌溶液、无菌手套、注射盘、污物杯。查看无菌物品名称、失效期、化学指示带是否变色等。

无菌持物钳(镊)使用

　　1)取放无菌持物钳(镊)时,钳(镊)前端要闭合,不可触及容器边缘。
　　2)用后立即放回容器中。
　　3)疑有污染时须更换。
　　4)每 4h 更换。

无菌容器的使用

1)开启无菌容器盖:打开无菌容器时,盖面向上,放在稳妥的地方或拿在手中,手不可触及盖的内面及边缘,不能在容器上面将盖翻转,以防尘埃落入容器内。

2)取无菌物品:从无菌容器中取出物品时,需用无菌持物钳,持物钳不可触及容器的边缘。物品取出后应立即盖好,避免手臂跨越无菌区。

3)取无菌溶液:

①按需求准备无菌溶液。

②检查液体:查对药签,检查瓶盖有无松动,瓶体有无裂缝,溶液有无沉淀、浑浊、变色、絮状物等。

③开启瓶盖。

④倒溶液:溶液标签向上,倒出少许冲洗瓶口后再将所需溶液倒入无菌容器内。

⑤盖好瓶塞:注明开瓶日期、时间并签名。

无菌包使用及铺无菌盘

1)打开无菌包:

①将无菌包置于清洁、干燥、平坦处。

②取下指示胶带(如有带子,放于包的下面)。

③捏住包的外角,依次打开,手不可触及包布内面,察看化学指示片是否变色。

2)取无菌物品

①用无菌持物钳取出一块治疗巾。放在治疗盘内(保持内面无菌)。

②按原折痕包好无菌包。

③注明开包日期、时间,开包 24h 后不能再用。

④若包内物品一次取出,可将包拿在手中打开,另一手将包布四角抓住,将包内物品置于无菌区。

3)铺盘

①捏住无菌巾中间的折点,横拉形成双层,平铺于治疗盘中,保持内面无菌。

②双手捏住无菌巾的上层外面两角,呈扇形折叠,边缘朝外。

③按需放置无菌物品。

④覆盖上层无菌巾,使上下层边缘对齐,将开口部分及两侧边缘反折备用,注明铺无菌盘时间、签名,超过 4h 不能再用。

戴无菌手套

1）戴手套：

①戴手套前剪短指甲，将手洗净擦干，选择手套号码。

②打开手套袋。

③一手掀起口袋开口处，另一手捏住手套反折部分（手套内面）向前向上取出戴好，再以戴着无菌手套的手指插入另一只手套的反折内面（手套外面），同法将另一手套戴好。

④戴好手套，仔细检查有无破损，双手置于胸前，避免污染。手套外面为无菌区，应保持无菌。

2）脱手套：

①将手套口往下翻转脱下。

②将用过的手套放入医用垃圾袋。

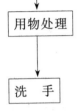

用物处理

洗　手

【附】

注意事项

1. 严格遵守无菌操作原则。

2. 到距离较远处取物时，应将持物钳和容器一起移至操作处，就地使用。

3. 操作时不跨越无菌区，手不可触及治疗巾内面。

4. 铺无菌盘区域须保持清洁干燥，避免燥湿、污染。

5. 不可将物品伸入无菌溶液内蘸取溶液，倾倒溶液时不可直接接触无菌溶液瓶口。

6. 已戴手套的手不可触及未戴手套的手及另一面手套的内面，未戴手套的手不可触及手套的外面。

无菌操作质量管理标准及方法

目的:保持无菌物品和区域不被污染,防止感染和交叉感染。

检查方法:询问、观察、检查记录。

无菌操作质量管理程序表

病区 _____　　　　　　　　　日期 _____

请在下表适当的方框内打"√":

序　号	主要标准要求	是	否	不适用	备　注
1	操作前、后洗手,戴口罩				
2	指甲符合要求				
3	环境符合要求				
4	用物准备符合要求				
5	严格执行无菌操作				
6*	无菌持物钳(镊)使用符合要求				
7*	无菌容器使用符合要求				
8*	取无菌溶液符合要求				
9*	无菌包使用及铺无菌盘符合要求				
10*	戴无菌手套符合要求				
11	整理用物符合要求				
12	操作熟练				

注：* 为质量管理关键点

二、动脉血气标本采集操作程序与质量管理标准

```
┌──────────┐
│ 评估要点 │
└──────────┘
    1)评估患者体温、氧浓度、血红蛋白计数。
    2)评估穿刺部位皮肤及动脉搏动情况。
    3)评估操作环境。
    4)评估患者配合程度。

┌────────────────────────┐
│ 素质要求(仪表、态度) │
└────────────────────────┘

┌──────────────┐
│ 洗手,戴口罩 │
└──────────────┘

┌──────────┐
│ 用物准备 │
└──────────┘
    注射盘、动脉采血器或肝素冲洗过的 1mL 无菌注射器、橡皮塞子 1 只、化验单上
    写上体温(如检测需要还须写上血红蛋白计数、氧浓度)、手套、检验条形码。

┌──────────────────┐
│ 携用物至患者床旁 │
└──────────────────┘

┌──────────┐
│ 核　对 │
└──────────┘
    用两种方法核对患者身份。

┌──────────┐
│ 解　释 │
└──────────┘

┌──────────┐
│ 戴手套 │
└──────────┘

┌──────────────────────┐
│ 选择动脉:首选桡动脉 │
└──────────────────────┘

┌──────────────────────────┐
│ 取合适位置(以桡动脉为例) │
└──────────────────────────┘
```

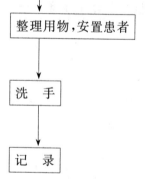

消　毒

以穿刺点为中心,环行消毒,直径大于 5cm,连续消毒两次,消毒操作者定位的食指和中指。

定　位

消毒后的食指和中指放在动脉搏动最强处或腕横纹上两横指处。

穿　刺

另一手持针,进针点离定位手食指 0.5cm 处,进针角度为 45°～90°,注意回血(动脉血色鲜红,且自动回退针芯),见回血 1mL 即可。

拔　针

拔针后立即隔绝空气并轻摇针筒(针筒内不得留有空气),穿刺处压迫 5min,直至止血。

标本立刻送检

送检化验单上注明体温、血红蛋白计数、氧浓度。

整理用物,安置患者

洗　手

记　录

【附】

并发症预防与处理

1. 血肿

1)抽血完毕后在穿刺部位以指腹按压时间不少于 5min,凝血机制障碍者应再适当延长按压时间。

2)操作者技术熟练,避免穿刺时多次回针。

3)如果出现皮下出血,早期应冷敷,使毛细血管收缩,减轻局部充血和出血,3 天后再热敷,改善血液循环,加快皮下出血的吸收。

动脉血气标本采集质量管理标准及方法

目的:判断血液酸碱度,观察血液中气体成分的动态变化。

检查方法:询问、观察。

动脉血气标本采集质量管理程序表

病区 _____　　　　　　　　　日期 _____

请在下表适当的方框内打"√":

序　号	主要标准要求	是	否	不适用	备　注
1	评估正确				
2	操作前、后洗手,戴手套				
2	解释,核对患者身份				
3	用物准备正确				
4	严格无菌操作				
5*	穿刺方法正确				
6*	送检针筒内不能有空气				
7	标本立刻送检				
8	送检化验单上注明体温、血红蛋白计数、氧浓度				
9	用物处置正确				
10	仪表、态度、沟通体现人文关怀				
11	操作熟练				

注:＊为质量管理关键点

三、床边快速血糖测定操作程序与质量管理标准

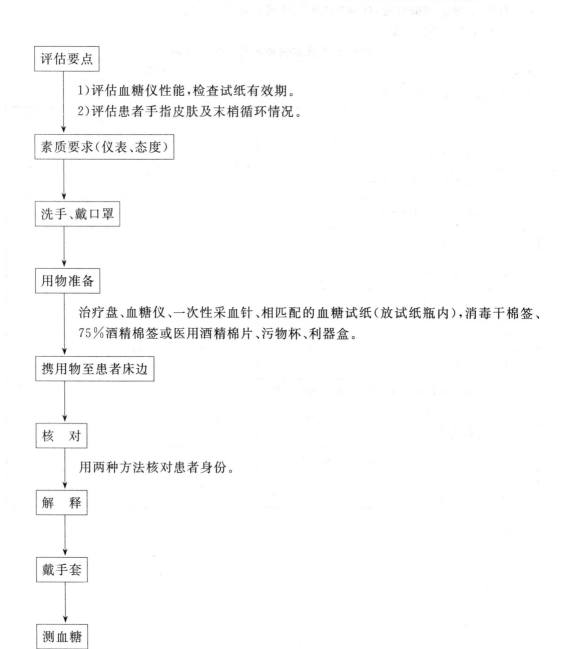

评估要点

1)评估血糖仪性能,检查试纸有效期。
2)评估患者手指皮肤及末梢循环情况。

素质要求(仪表、态度)

洗手、戴口罩

用物准备

治疗盘、血糖仪、一次性采血针、相匹配的血糖试纸(放试纸瓶内),消毒干棉签、75%酒精棉签或医用酒精棉片、污物杯、利器盒。

携用物至患者床边

核　对

用两种方法核对患者身份。

解　释

戴手套

测血糖

1)选择部位,首选无名指、指腹两侧。

2)酒精消毒采血部位,待干。

3)将试纸插入血糖仪测量口,完全推入。

4)将采血针对准手指采血部位,采血。

5)见滴血符号吸入血样,干棉签按压采血点。

6)等待血糖结果记录。

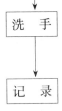

整理用物

采血针放入利器盒内,废弃试纸放入医疗垃圾袋内。

洗　手

记　录

【附】

注意事项

1.手指清洁,用酒精消毒皮肤,预防感染。

2.手指需干燥后采血,防止血液稀释。不可过分用力挤血。

3.检查试纸瓶盖是否密闭;调校试纸代码;每次取出试纸后立即将瓶盖盖紧;试纸应放在阴凉、干燥处,切忌将试纸放入冰箱内;试纸一旦受潮,就不能再使用。

4.试纸打开后的有效使用时间须根据生产商的具体要求。

5.血糖仪代码应与试纸代码一致。

6.血糖仪确保在 6~44℃的环境下测试。

7.异常结果应重复检测一次,通知医生采取不同的干预措施,必要时抽静脉血测定血浆葡萄糖。

8.血糖仪的校准:应按生产商使用要求定期进行标准液校正。

床边快速血糖测定质量管理标准和方法

目的:了解病情,帮助医生确定适宜的治疗目标和最佳治疗方案;及时发现低血糖;能更准确反映机体实际血糖情况。

检查方法:观察。

床边快速血糖测定质量管理程序表

病区＿＿＿＿＿＿＿＿＿＿＿＿＿＿＿＿ 日期＿＿＿＿＿＿＿＿＿＿＿＿＿＿＿

请在下表适当的方框内打"√":

序 号	主要标准要求	是	否	不适用	备 注
1	评估正确				
2	操作前、后洗手				
3	用物准备齐全				
4	检查试纸、一次性采血针的有效期				
5*	血糖仪内的代码与试纸代码一致				
6*	采血部位消毒方法正确				
7	试纸取出后立即将盖子盖紧				
8	采血部位正确				
9	吸入血量足够				
10	正确记录结果,第二人核对				
11*	发现低血糖及时处理				
12	用物处置正确				
13	仪表、态度、沟通,体现人文关怀				
14	操作熟练				

注:＊为质量管理关键点

四、冰袋、冰帽操作程序与质量管理标准

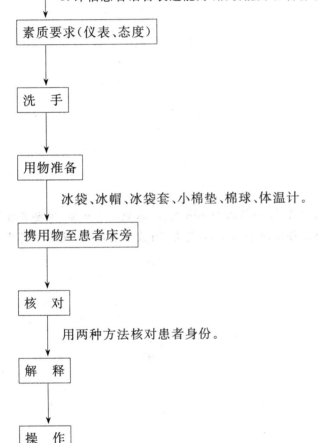

评估要点

1)评估患者的意识、病情、体温、年龄。

2)评估局部皮肤的颜色、温度、有无硬结、淤血等情况,有无感觉障碍及对冷敏感。

3)评估患者语言表达能力、活动能力和合作程度。

素质要求(仪表、态度)

洗　手

用物准备

冰袋、冰帽、冰袋套、小棉垫、棉球、体温计。

携用物至患者床旁

核　对

用两种方法核对患者身份。

解　释

操　作

放置位置:1)冰袋放在体表大血管处,如颈部、腋下、腹股沟等处(禁放颈后、胸腹部、阴囊、足底)。

2)冰帽戴在患者头上,枕骨隆突处及双耳廓用小棉垫保护防止冻伤,耳朵塞棉球。

降温用冷时间:不超过 30min。

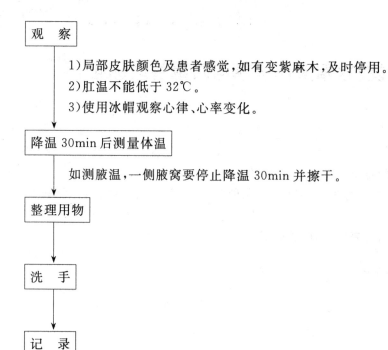

观 察

1)局部皮肤颜色及患者感觉,如有变紫麻木,及时停用。

2)肛温不能低于 32℃。

3)使用冰帽观察心律、心率变化。

降温 30min 后测量体温

如测腋温,一侧腋窝要停止降温 30min 并擦干。

整理用物

洗 手

记 录

【附】

并发症的预防与处理

皮肤冻伤:每次降温用冷时间不宜过长,一般以 20min 为宜,冰袋外套布套,不要直接接触皮肤。如果需要长时间冷敷时,应在每冷敷 20min 后,停敷 1h 左右再冷敷,使局部有恢复的时间。

冰袋、冰帽操作质量管理标准和方法

目的:降温或减轻脑细胞损害。

检查方法:测量、观察、检查记录。

冰袋、冰帽操作质量管理程序表

病区 _____   日期 _____

请在下表适当的方框内打"√":

序　号	主要标准要求	是	否	不适用	备　注
1	评估正确				
2	操作前、后洗手				
3*	冰袋、冰帽放置位置正确				
4	枕骨隆突处及双耳廓用小棉垫保温				
5*	降温用冷时间不超过 30min				
6*	降温 30min 后测量体温				
7	用物处理符合要求				
8*	病情观察符合要求				
9	记录符合要求				
10	仪表、态度、沟通,体现人文关怀				
11	操作熟练				

注：＊为质量管理关键点

五、冰毯操作程序与质量管理标准

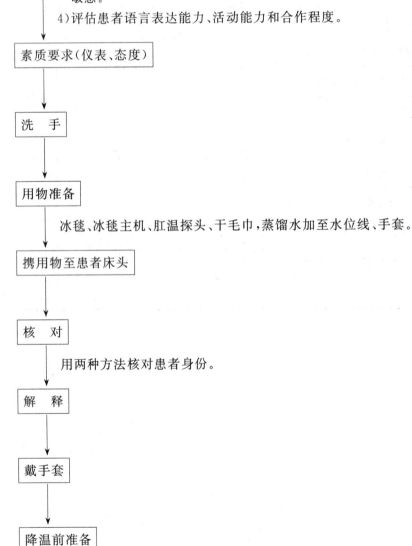

评估要点

1)评估患者的意识、病情、体温、循环、呼吸情况。

2)评估患者的凝血功能,有无活动性出血。

3)评估患者皮肤的颜色、温度、有无硬结、淤血等情况,有无感觉障碍及对冷敏感。

4)评估患者语言表达能力、活动能力和合作程度。

素质要求(仪表、态度)

洗 手

用物准备

冰毯、冰毯主机、肛温探头、干毛巾,蒸馏水加至水位线、手套。

携用物至患者床头

核 对

用两种方法核对患者身份。

解 释

戴手套

降温前准备

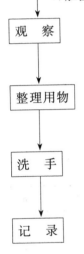

1)以卧有患者换床单法垫入冰毯。

2)干毛巾垫于枕后、足跟、双肘部。

3)将冰毯与主机连接,旋紧接口防止漏水。

冰毯使用步骤

1)打开主机电源。

2)按医嘱设置肛温(32～35℃)、毯温(根据患者体温调节),如果亚低温治疗,按医嘱先使用镇静剂、肌松剂。

3)肛温探头塞入肛门。

观　察

整理用物

洗　手

记　录

【附】

并发症的预防和处理

1. 心律失常:冰毯使用期间行心电监护,动态观察;控制肛温稳定,使之不低于32℃;亚低温治疗一般3～7天,不超过10天。一旦发生心律失常,应立即通知医生,遵医嘱用药。

2. 呼吸抑制:使用肌松剂、镇静剂时观察患者的呼吸变化,必要时机械通气;有效及时排痰,保持呼吸道通畅。

3. 凝血功能障碍(或出血倾向):密切观察患者皮肤、黏膜有无出血情况,定时检测凝血功能。控制肛温稳定,使之不低于32℃。

4. 电解质紊乱(常见低钾):定期检测血电解质;记录24h出入量。控制肛温稳定,使之不低于32℃。按医嘱处理。

5. 低血压:动态监测血压的变化;记录24h出入量;使用过程中避免激烈翻动或搬动患者,更不能抬高患者头部。控制肛温稳定,使之不低于32℃。

6. 冻伤:控制肛温稳定,使之不低于32℃。加强皮肤护理,密切观察患者的皮肤情况,每1～2h更换体位;耳廓、枕后、足后跟等部位做好保护;可使用气垫床,保持床单位的整洁、干燥。

二、注意事项

1. 监测血压、脉搏、呼吸、体表温度、直肠温度的变化,根据患者体温及时调节毯温。

2. 不宜搬动患者,更不能抬高患者头部,以免发生直立性低血压。

3. 使用肌松剂、镇静剂时观察患者的呼吸变化,必要时机械通气。

4. 注意反射区保暖,轻翻身、拍背,做好呼吸道的护理,防止坠积性肺炎。

5. 床单有冷凝水潮湿及时更换。

6. 根据医嘱先用肌松剂或镇静剂,再冰毯降温,停冰毯后再停肌松剂或镇静剂,防止寒战反应。

冰毯操作质量管理标准和方法

目的:正确使用冰毯给患者降温,观察降温过程中和降温后患者反应。

检查方法:测量、观察、检查记录。

冰毯操作质量管理程序表

病区 _____ 日期 _____

请在下表适当的方框内打"√":

序　号	主要标准要求	是	否	不适用	备　注
1	评估正确				
2	操作前、后洗手				
3	降温前测量肛温并记录				
4	检查患者皮肤				
5	冰毯垫放平整,防止管道折叠				
6*	设置肛温、毯温正确				
7*	监测患者直肠温度变化并记录				
8	观察皮肤颜色防止冻伤				
9*	监测生命体征变化及时记录				
10	亚低温治疗时药物降温和物理降温的顺序正确				
11	床单有冷凝水潮湿时及时更换				
12	水位线符合要求				
13	仪表、态度、沟通,体现人文关怀				
14	操作熟练				

注：＊为质量管理关键点

六、患者身体约束操作程序与质量管理标准

```
┌──────────┐
│ 评估要点 │
└──────────┘
```
1)评估患者意识、精神状况。
2)评估约束具类型、约束部位和时间。
3)评估约束部位皮肤完整性、血运情况。
4)评估患者生理心理需要。

```
┌──────────────────────┐
│ 素质要求(仪表、态度) │
└──────────────────────┘
```

```
┌──────────┐
│ 洗  手   │
└──────────┘
```

```
┌──────────┐
│ 用物准备 │
└──────────┘
```
约束带或约束衣。

```
┌──────────┐
│ 核  对   │
└──────────┘
```
用两种方法核对患者身份。

```
┌──────────┐
│ 解  释   │
└──────────┘
```

```
┌──────────┐
│ 操  作   │
└──────────┘
```
根据医嘱选择约束具及相应的约束部位,妥善固定,避免过度牵拉,尽可能保持患者安全范围内的最大功能活动度。

```
┌──────────┐
│ 观察、记录 │
└──────────┘
```
1)记录约束原因、开始时间、方式、部位、局部皮肤、血运情况。
2)观察约束过程中约束的有效性、松紧度、舒适度,局部皮肤、血运情况并记录。
3)每 2h 放松一次,每次 3~5min,记录。

```
┌──────────┐
│ 停止约束 │
└──────────┘
```

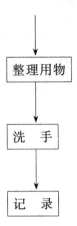

整理用物

↓

洗　手

↓

记　录

约束停止时间、局部皮肤、血运情况。

【附】

注意事项

1. 严格掌握应用指征,注意维护患者自尊。

2. 约束期间满足患者喝水、进食、如厕等需求。

3. 约束带松紧适度、约束肢体抬高,防止肢端水肿。

4. 正确使用各种约束具,如遇火灾或其他紧急情况时易于取下。

5. 肩部约束时,注意松紧适度,避免约束过紧导致呼吸困难;患者若有气促、胸闷主诉,应立即检查肩部约束具是否约束过紧。

6. 如非必须,应及时解除约束具。

7. 帮助性措施:(1)止痛和安慰手段;(2)在条件允许情况下,尽量将患者移至靠近护士站的房间;(3)减少噪音;(5)经常帮助患者变换体位;(6)为患者提供教育。

患者身体约束质量管理标准及方法

目的:预防患者伤害自己或他人;协助意识欠清且躁动不安的患者能安静卧床休息,预防意外发生。

检查方法:评估、观察、检查记录。

患者身体约束质量管理程序表

病区_____ 日期_____

请在下表适当的方框内打"√":

序 号	主要标准要求	是	否	不适用	备 注
1	评估正确				
2	操作前、后洗手				
3*	约束具医嘱合法有效				
4	向患者和家属说明使用约束具的目的和必要性				
5*	记录符合要求				
6	每2h放松3～5min				
7*	每2h对约束部位皮肤及血液循环有评估				
8*	约束期间满足患者喝水、进食、如厕等需求				
9	如果患者/家属拒绝使用约束具,须在病历上注明,必要时由患者/家属签字				
10	正确使用所有的约束具,并在发生火灾或其他紧急情况时易于取下				
11	仪表、态度、沟通,体现人文关怀				
12	操作熟练				

注:＊为质量管理关键点

七、患者转运(轮椅)操作程序与质量管理标准

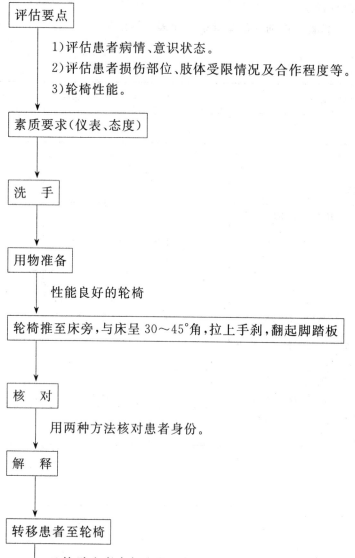

评估要点

　　1)评估患者病情、意识状态。

　　2)评估患者损伤部位、肢体受限情况及合作程度等。

　　3)轮椅性能。

素质要求(仪表、态度)

洗　手

用物准备

　　性能良好的轮椅

轮椅推至床旁,与床呈 30~45°角,拉上手刹,翻起脚踏板

核　对

　　用两种方法核对患者身份。

解　释

转移患者至轮椅

　　1)协助患者穿好衣服及鞋子。

　　2)扶患者坐于床缘,嘱双手掌撑在床面上维持坐姿。

　　3)护士面对患者,两脚前后分开,嘱患者双手置于护士肩上,护士单手环绕患者
　　　的腰部,协助患者下床站立、移向轮椅,让患者扶住轮椅把手,转身坐入轮椅。

　　4)系好安全带。

　　5)翻上脚踏板,指导患者双脚至于踏板上(冬季注意保暖,盖毛毯),开手刹。

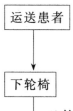

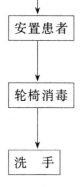

运送患者

下轮椅

1)轮椅推至床旁,将轮椅椅背与床尾平齐。

2)患者面向床头,拉手刹,翻起脚踏板。

3)护士立于患者面前,两脚前后分开,屈膝曲髋,单手置于患者腰部,患者双手放于护士肩上。

4)协助患者站立、转身、慢慢坐回床缘,扶上病床。

安置患者

轮椅消毒

洗　手

【附】

注意事项

1.患者上轮椅时,确定手刹已刹住,以保证安全。

2.推轮椅时,嘱患者手扶轮椅扶手,身体尽量向后靠,勿向前倾或自行下轮椅。

3.下坡时要减慢速度,运送过程注意保暖,妥善安置管道,随时观察患者病情变化。

患者转运(轮椅)质量管理标准及方法

目的:护送能坐起但不能行走的患者。

检查方法:询问、观察。

患者转运(轮椅)质量管理程序表

病区_____　　　　　　　　　　日期_____

请在下表适当的方框内打"√":

序　号	主要标准要求	是	否	不适用	备　注
1	操作前、后洗手				
2	用物准备,检查轮椅性能				
3	轮椅放置正确				
4	核对患者信息				
5	评估全面				
6*	协助患者上下床做到安全、节力				
7*	安全带的使用				
8*	注意保暖				
9*	推行方法正确				
10	推行过程中观察患者情况				
11	轮椅的消毒方法正确				
12	仪表、态度、沟通,体现人文关怀				
13	操作熟练				

注：＊为质量管理关键点

八、患者转运(转运床)操作程序与质量管理标准

评估要点
> 1)评估患者病情、意识状态。
> 2)评估患者损伤部位、肢体受限情况及合作程度等。
> 3)转运床性能。

素质要求(仪表、态度)

洗 手

用物准备
> 性能良好的转运床。

转运床推至床旁,固定车闸

核 对
> 用两种方法核对患者身份。

解 释

搬运患者
> 1)挪动法:适用于病情允许,并能在床上配合的患者。
> ①移开床旁桌、椅;
> ②协助患者移至床边;
> ③将转运床紧靠床边,固定车闸;
> ④移动顺序:按上半身、臀部、下肢的顺序向转运床移动;自转运床移回床时,
> 　顺序相反,先移动下肢,再移上半身;
> ⑤协助患者取合适卧位,拉起护栏,整理床单位。

2)单人搬运法:适用于体重较轻或儿科患者,且病情允许的患者。

①移床旁椅至对侧床尾;

②推转运床至床尾,使转运床头端与床尾呈钝角,固定车闸;

③护士立于床边,屈膝,两脚前后分开,一臂自患者腋下伸至对侧肩部外侧,另一臂伸至患者大腿下。患者双臂交叉于护士颈部;

④护士抱患者移步转身,轻放于转运床中央;

⑤协助患者取合适卧位,拉起护栏护栏,整理床单位。

3)两人或三人搬运法:适用于病情较轻,但自己不能活动且体重又较重的患者。

①移床旁椅至对侧床尾;推转运床至床尾,使转运床头端与床尾呈钝角,固定车闸;

②护士站在病床边,将患者两手交叉置于胸腹部;

③两人搬运时:甲一手臂托住患者头、颈、肩部,另一手臂托住腰部;乙一手臂托住臀部,另一手臂托住腘窝处,两人同时托起患者,并使其身体向护士倾斜,同时移步向转运床,将患者轻放于转运床中央,盖好盖被;

④三人搬运时:甲托住患者头、颈、肩和背部,乙托住患者腰和臀部,丙托住患者腘窝和小腿部,三人同时托起患者,并使其身体向护士倾斜,同时移步向转运床,将患者轻放于转运床中央;

⑤协助患者取合适卧位,拉起护栏护栏,整理床单位。

4)四人搬运法:适用于颈、腰椎骨折,或病情较重的患者。

①移开床旁桌、椅,松开盖被;

②转运床紧靠床边,大轮端靠床头,固定车闸。在患者腰、臀下铺中单;

③甲站在床头,托住患者头、颈、肩部;乙站在床尾,托住患者双腿;丙和丁分别站在病床和转运床两侧,紧紧抓住中单四角,四人同时将患者抬起,轻稳放置于转运床中央;

④协助患者取合适卧位,拉起护栏护栏,整理床单位。

5)"过床易"使用法:适用于不能自行活动的患者。

①移开床旁桌、椅,推转运床与床平行并紧靠床边,转运床与床的平面处于同一水平,固定平车;

②两名护士分别站于平车与床的两侧,床侧护士两手各扶患者的肩部和臀部,将患者向床侧翻30°左右,车侧护士将"过床易"平放于患者身下三分之一或四分之一,床侧护士向斜上方45°轻推患者;

③站于车侧护士轻拉"过床易"将患者移至转运床中央,协助患者向车侧翻身,将"过床易"从患者身下取出,拉上护栏。

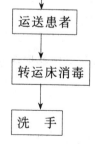

运送患者

↓

转运床消毒

↓

洗　手

【附】

注意事项

1. 搬运时,动作轻稳,协调一致,尽量使患者的身体靠近搬运者。

2. 推车时,护士站在患者头侧,便于观察病情,注意患者的面色、呼吸及脉搏的变化。

3. 转运床上下坡时,车速适宜,患者头部应在高处一端;进出门时,不可用车撞门,以免引起不适。

4. 搬运患者前后,应当固定好各类导管,防止滑脱,如为骨折患者,应先在车上垫木板,并固定好骨折部位。

5. 注意保暖。

患者转运(转运床)质量管理标准及方法

目的:运送不能起床的患者。

检查方法:询问、观察。

患者转运(转运床)质量管理程序表

病区 ＿＿＿＿＿＿＿＿＿＿＿＿＿＿＿＿ 日期 ＿＿＿＿＿＿＿＿＿＿＿＿＿＿＿

请在下表适当的方框内打"√":

序 号	主要标准要求	是	否	不适用	备 注
1	评估正确				
2	操作前、后洗手				
3	用物准备				
4	转运床放置正确				
5	核对患者身份信息				
6*	搬运方法正确				
7*	搬运过程中注意节力原则				
8*	搬运过程中固定好各类导管				
9*	注意保暖				
10*	患者安全(护栏拉起)				
11*	运送方法正确(特别是上下坡)				
12*	转运过程中观察患者情况				
13	转运床的消毒				
14	仪表、态度、沟通体现人文关怀				
15	操作熟练				

注:＊为质量管理关键点

九、尸体护理操作程序与质量管理标准

评估要点

1)尸体清洁程度,有无伤口、引流管等。

2)死者家属的心理状态、合作程度及宗教信仰。

素质要求(仪表、态度)

洗手、戴口罩

用物准备

屏风、弯盘、棉球、血管钳、中单、裹尸单、别针、尸体识别卡 3 张、隔离衣、手套、绷带、剪刀。

穿隔离衣,戴手套

解 释

1)向家属解释,安慰家属,尊重其信仰。

2)保护患者隐私(用床帘、屏风等遮蔽)。

操 作

1)撤去一切治疗用物。

2)将床放平,使尸体仰卧,头下置一枕头。

3)装上义齿,闭合口、眼。

4)洗脸,擦身,更换衣裤。

5)必要时棉球塞口、鼻、耳道、阴道、肛门,缝合或包扎伤口、更换敷料。

6)胸前别第一张尸体识别卡。

7)将体位摆放端正,用裹尸单包裹尸体,用绷带在胸部、腰部、踝部固定,别上第二张尸体识别卡。

8)用转运床送至尸体存放间,交第三张尸体卡。

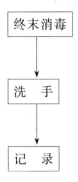

```
终末消毒
   ↓
洗   手
   ↓
记   录
```

【附】

注意事项

1. 尸体护理在医生开具死亡诊断书后立刻进行。

2. 尸体护理时,态度严肃认真,尊重死者,维护尸体隐私权,安置于自然体位。

3. 传染病患者按隔离原则进行。

尸体护理质量管理标准及方法

目的:清洁尸体,无渗液、无污迹,姿态良好,尊重逝者。

检查方法:观察、检查。

尸体护理质量管理程序表

病区＿＿＿＿＿＿＿＿＿＿　　　　　　　　日期＿＿＿＿＿＿＿＿＿＿＿

请在下表适当的方框内打"√":

序　号	主要标准要求	是	否	不适用	备　注
1	操作前、后洗手				
2	用物准备齐全				
3*	尊重逝者、安慰家属				
4	有屏风遮挡				
5*	如需要,各孔道有棉球填塞;衣裤平整				
6*	逝者清洁、整齐、安详				
7*	伤口无渗液				
8	尸体识别卡填写完整、放置正确				
9	终末消毒完善				
10	仪表、态度、沟通,体现人文关怀				
11	操作熟练				

注:＊为质量管理关键点

附录一　常用评估工具

一、压疮评估量表

应用压疮危险因素评估量表(risk assessment scale,RAS)是预防压疮关键性的一步,是有效护理干预的一部分。压疮 RAS 具有简便、易行、经济、无侵袭性的特点,国外很多医疗机构已将其作为常规应用,国内也有作者就部分 RAS 进行过介绍。最常用的是 Braden 压疮危险因素评估表、Norton 压疮危险因素评估表和 Waterlow 压疮危险因素评估表 3 种。美国的压疮预防指南推荐应用前两种量表,尤其是 Braden 压疮危险因素评估表被认为是较理想的 RAS。

压疮评估量表 1——Braden 压疮危险因素评估表

评分标准:最高 23 分,最低 6 分;15～18 低度危险,13～14 分中度危险,10～12 分高度危险,≤9 分非常危险。

适用范围:普通病房。

1.成人压疮 Braden 评分

项目/评分	1 分	2 分	3 分	4 分
感觉	完全受限	极度受限	轻度受限	没有改变
潮湿	一直浸湿	潮湿	偶尔浸湿	很少浸湿
活动方式 (身体活动程度)	卧床	轮椅	偶尔行走	经常行走
活动能力 (控制或改变姿势的能力)	完全不能移动	重度受限	轻度受限	没有改变
营养	非常差	可能不足	充足	营养摄入极佳
摩擦/剪切力	已存在问题	潜在问题	没有明显问题	

评分标准:最高 23 分,最低 6 分;15～18 低度危险,13～14 分中度危险,10～12 分高度危险,≤9 分非常危险

2.成人压疮 Braden 评分细则

	1	2	3	4
感觉：机体对压力所引起的不适感的反应能力	1.完全受限：对疼痛刺激没有反应（没有呻吟、退缩或紧握）或者绝大部分机体对疼痛的感觉受限	2.极度受限：只对疼痛刺激有反应。只能通过呻吟和烦躁的方式表达机体不适。或者机体一半以上的部位对疼痛或不适感感觉障碍	3.轻度受限：对其讲话有反应,但不是所有时间都能用语言表达不适感或需要翻身或者机体的1～2个肢体的部位对疼痛或不适感觉障碍	4.没有改变：对其讲话有反应。机体没有对疼痛或不适的感觉缺失
潮湿皮肤处于潮湿状态的程度	1.一直处于潮湿状态：由于出汗、小便等原因皮肤一直处于潮湿状态每当移动病人或给病人翻身时就可发现病人的皮肤是湿的	2.潮湿：皮肤经常但不是总是处于潮湿状态。床单每班至少换一次	3.偶尔处于潮湿状态：每天大概需要额外的换一次床单	4.很少处于潮湿状态：通常皮肤是干的,只要按常规换床单即可
活动方式躯体活动的能力	1.卧床：限制在床上	2.轮椅：行走能力严重受限或没有行走能力。不能承受自身的重量和/或在帮助下坐椅或轮椅	3.偶尔行走：白天在帮助或无需帮助的情况下偶尔可以走很短的一段路。每班中大部分的时间在床上或椅子上度过	4.经常行走：每天至少2次室外行走,白天醒着的时候至少每2h行走1次
活动能力改变或控制躯体位置的能力	1.完全受限：没有帮助的情况下躯体或四肢不能做哪怕是轻微的移动	2.重度受限：偶尔能轻微地移动躯体或四肢,但不能独立完成经常的或显著的躯体位置变动	3.轻度受限：能独立经常轻微地改变躯体或四肢的位置	4.不受限：独立完成大的经常性的体位改变
营养平常的食物摄入模式	1.重度营养摄入不足：从来不能吃完一餐饭。很少能摄入所给食物量的1/3。每天能摄入2份或以下的蛋白量(肉或者乳制品)。很少摄入液体。没有摄入流质饮食。或者禁食和/或清液摄入或静脉输入大于5天	2.可能营养摄入不足：很少吃完一餐饭,通常只能摄入所给食物量的1/2。每天蛋白摄入量是3份肉或者乳制品。偶尔能摄入规定食物量。或者可摄入略低于理想量的流质或者是管饲	3.营养摄入充足：可摄入供给量的一半以上。每天摄入3份蛋白(肉、乳制品)。偶尔会拒绝肉类,如果供给食品通常会吃掉。或者管饲或 TPN 达到绝大部分的营养所需	4.营养摄入极佳:每餐能摄入绝大部分食物。从来不拒绝食物。通常吃4份或更多的肉类和乳制品。两餐间偶尔进食。不需要其他补充食物
摩擦和剪切力	1.已存在问题：移动时需要中到大量的帮助。不可能做到完全抬空而不碰到床单。在床上或者椅子上时经常滑落,需要大力帮助下重新摆体位。痉挛、挛缩或躁动不安通常导致摩擦	2.潜在问题：躯体移动乏力,或者需要一些帮助。在移动过程中,皮肤在一定程度上会碰到床单、椅子、约束带或其他设施。在床上或椅子上可保持相对好的位置,偶尔会滑落下来	3.没有明显问题：能独立在床上和椅子上移动,并具有足够的肌肉力量在移动时完全抬空躯体。在床上和椅子上总能保持良好的位置	

3.儿童 Braden Q 评分

细则\评分	1分	2分	3分	4分
可移动性	完全不能移动	重度受限	轻度受限	没有限制
活动能力	卧床不起	入座椅子或轮椅	偶尔行走	经常行走
感知觉	完全受限	极度受限	轻度受限	没有受限
潮湿(浸渍)	一直潮湿	潮湿	偶尔潮湿	很少潮湿
摩擦力和剪切力	严重问题	存在问题	潜在问题	没有明显问题
营养	非常差	不足	足够	非常好
组织灌注和氧合	非常危险	危险	适当	非常好

4.Braden Q 评分细则

细则\评分	1分	2分	3分	4分
1.可移动性	完全不能移动	重度受限	轻度受限	没有限制
控制或改变姿势的能力	无法凭自己的能力,对身体或肢体位置做调整,即使是轻微的调整	偶尔能轻微地调整身体或肢体的位置,无法通过自己的能力经常或大幅度的调整	时常能凭自己的能力小幅度的自由调整身体或肢体位置	能凭自己的能力改变体位及做大幅度的体位调整
2.活动能力	卧床不起	入座椅子或轮椅	偶尔行走	经常行走
身体活动的程度	活动范围限制在床上	无行走能力或行走能力严重受限,无法承受自己的体重,或须协助才能入座椅子或轮椅	有帮助或没帮助的情况下偶尔行走一小段路;在床上或椅子上能完成大部分移动	除了太小还不能行走的病人外,都能自由的行走;每天至少走出病室两次,醒着时至少每2h会在病房内走动1次
3.感知觉	完全受限	极度受限	轻度受限	没有受限
对于压力相关的不适做有意义反应的能力	因意识减退,镇静状态,大部分体表痛觉感知障碍而对疼痛没有反应(无呻吟、退缩、抓握)	当接受到疼痛刺激时,只能以呻吟或躁动不安表示;全身有1/2以上的体表无法感受不适或疼痛刺激	对言语指令有反应,但总是无法在感受到不适时,表达其不适或须由他人协助翻身;1～2个肢体无法感觉到不适或疼痛刺激	对言语指令有反应,对不适和疼痛刺激的知觉能力正常
4.潮湿(浸渍)	一直潮湿	潮湿	偶尔潮湿	很少潮湿
皮肤暴露在潮湿环境中的程度	因出汗、排尿等皮肤始终潮湿;每次移动或转动病人都能发现病人是潮湿的	皮肤经常是潮湿的,但并非始终潮湿;每8h换一次衣服	皮肤偶有潮湿,每12h换一次衣服	皮肤通常是干燥的,常规换尿布,每24h换一次衣服

评分 细则	1分	2分	3分	4分
5.摩擦力和剪切力	严重问题	存在问题	潜在问题	没有明显问题
摩擦力：发生于皮肤在支持物表面移动时 剪切力：发生于皮肤及邻近骨表面从一侧滑向另一侧	痉挛、挛缩、痒或摇动引起持续摆动和摩擦	须中度或极大的协助才能移动身体，且无法将身体完全抬起；在床单上不滑动，卧床或坐轮椅上时常会下滑，须极大的协助才能调整姿势	不能有效移动，或只需一些协助，在移动的过程中，皮肤可能在床单、椅子或约束带等设备上出现下滑，大部分时候能在床上或椅子上维持相当好的姿势，但偶尔会滑下来	能凭自己的能力在床上或椅子上移动，可将自己完全抬起，总是能在床上或椅子上维持良好的姿势
6.营养	非常差	不足	足够	非常好
摄入食物的常见类型	NPO 和/或流质饮食或静脉输液超过5天，或白蛋白＜2.5 mg/dL，或没吃过完整的一餐。很少吃完所提供食物的1/2；每天蛋白摄入只有2份肉或奶制品。液体摄入很少。不摄入规定流质补充	流质饮食或鼻饲喂养/TPN，不能提供年龄足够的卡路里和矿物质或白蛋白＜3 mg/dL，或很少吃完完整的一餐。一般只吃所提供食物的1/2。每天蛋白摄入只有3份肉或奶制品。偶有摄入规定补充食物	鼻饲饮食或 TPN，能提供年龄足够的卡路里和矿物质或吃完多数肉类的一半以上。每天吃完4份蛋白（肉类，奶制品）。偶有拒绝一餐，但一般吃完提供的补充食物	常规饮食，提供年龄足够的卡路里，比如吃完每一份的大部分食物。从不拒绝一餐。一般吃完所有的4份或更多份的肉类或奶制品。两餐之间偶有摄入食物。不需要补充食物
7.组织灌注和氧合	非常危险	危险	适当	非常好
	低血压：平均动脉压＜50mmHg；新生儿＜40mmHg 或患者身体不允许体位改变	血压正常，氧饱和度＜95％；或血色素＜10mg/dL；或毛细血管充盈时间＞2s,血清 pH 值＜7.4	血压正常，氧饱和度＜95％；或血色素＜10mg/dL；或毛细血管充盈时间＞2s,血清 pH 值正常	血压正常，氧饱和度＞95％；血色素正常，毛细血管充盈时间＜2s

Braden Q 评分表包含移动度、活动度、感知觉、浸渍、摩擦与剪切力、营养、组织灌注与氧合7个条目。总分 7～28 分，得分越低，压疮风险越大，以16分为分界值。

压疮评估量表 2——Norton 压疮风险评估表

分数低表示危险因素增加。分数≤14 分,则患者有发生压疮的风险,而≤12 分表示十分高危。建议采取预防措施。

适用范围:老年患者。

参数	结果	分值	得分
身体状况	好	4	
	一般	3	
	不好	2	
	极差	1	
精神状况	思维敏捷	4	
	无动于衷	3	
	不合逻辑	2	
	昏迷	1	
活动能力	可以走动	4	
	帮助下可以走动	3	
	坐轮椅	2	
	卧床	1	
灵活程度	行动自如	4	
	轻微受限	3	
	非常受限	2	
	不能活动	1	
失禁情况	无失禁	4	
	偶有失禁	3	
	常常失禁	2	
	完全大小便失禁	1	

压疮评估量表 3——Waterlow 压疮危险因素评估表(2005 年)

轻度风险:10～14 分;高度风险:15～19 分,极高危:大于 19 分。
此评估表特点:敏感度较高,适用 ICU。

参数	结果	分值
体质指数(BMI)= 体重(kg)/身高(m)²	平均(20－24.9)	0
	高于平均(25－29.9)	1
	肥胖(30)	2
	低于平均(20－24.9)	3
皮肤类型	健康	0
	薄如纸	1
	干燥	1
	水肿	1
	潮湿	1
	颜色异常	2
	破溃	3
性别和年龄	男性	1
	女性	2
	14～49 岁	1
	50～64 岁	2
	65～74 岁	3
	75～80 岁	4
	81 以上	5
营养状况评估工具		
A－近期体重下降	是 到 B 进行评估	
	否 到 C 进行评估	
	不确定	2
B－体重下降评分	0.5～5kg	1
	5～10kg	2
	10～15kg	3
	＞15kg	4
	不确定	2

续表

参数	结果	分值
C—病人进食少或食欲差	否	0
	是	1
控便能力	完全控制/导尿	0
	小便失禁	1
	大便失禁	2
	大小便失禁	3
	完全的	0
运动能力	完全	0
	燥动不安	1
	淡漠的	2
	受限的	3
	卧床	4
	轮椅	5
特殊因素		
组织营养状况	恶液质	8
	多器官衰竭	8
	单器官衰竭(呼吸、肾脏、心脏)	5
	外周血管病	5
	贫血(HB<8g/dL)	2
	吸烟	1
神经系统缺陷	糖尿病	4~6
	运动/感觉异常	4~6
	截瘫	4~6
大手术或创伤	骨/脊柱手术	5
	手术时间>2h	5
	手术时间>6h	8
药物	长期大剂量服用类固醇	4
	细胞毒性药物	4
	大剂量抗生素	4

二、坠床/跌倒危险因素评估量表

1.约翰霍普金斯跌倒风险评估量表

跌倒风险评分工具		
年龄	60～69 岁	1
	70～79 岁	2
	≥80 岁	3
跌倒史	最近 6 个月曾有不明原因跌倒经历	5
排泄,大便和小便	失禁	2
	紧急和频繁的排泄	2
	紧急和频繁的失禁	4
使用高跌倒风险的药物:包括止痛泵/麻醉剂、抗癫痫药、降压药、利尿剂、催眠药、泻药、镇静剂和精神药物	患者使用 1 种高跌倒风险的药物	3
	患者使用 2 种或 2 种以上的高跌倒风险的药物	5
	患者在过去的 24h 之内曾有手术镇静史	7
患者携带的导管:是指任何与患者相连接的导管,例如:静脉输液、胸腔引流管、留置导尿等	患者携带 1 种导管	1
	患者携带 2 种导管	2
	患者携带 3 种或以上的导管	3
活动能力	患者移动、转运或行走时需要辅助或监管	2
	患者步态不稳定	2
	患者因视觉或听觉障碍而影响移动	2
认知	患者定向力障碍	1
	烦躁	2
	认知限制或障碍	4
总分		53

评分标准:低危跌倒风险值:0～5 分;中危跌倒风险值:6～13 分;高危跌倒风险值:>13 分

2. Morse 跌倒危险因素评估量表

评估标准:无风险:0～24分;低危跌倒风险值:25～45分;高危跌倒风险值>45分。

项　目	评分标准	分　值	MFS 分值
近3个月有无跌倒	无	0	
	有	15	
多于一个疾病的诊断	无	0	
	有	15	
使用行走辅助用具	不需要/卧床休息/护士辅助	0	
	拐杖、助步器、手杖	15	
	依扶家具行走	30	
静脉输液	否	0	
	是	20	
步态	正常、卧床不能移动	0	
	虚弱乏力	10	
	功能障碍/残疾	20	
认知状态	量力而行	0	
	高估自己能力/忘记自己受限制	15	

总得分

3. Hendrich 跌倒风险评估量表

评分标准:≥5分为高风险。

项　目		分　值	得　分
意识模糊 定向力障碍 行为冲动		4	
抑郁状态		2	
排泄方式改变		1	
头晕 眩晕		1	
男性		1	
服用抗癫痫药物		2	
服用苯二氮䓬类药物		1	
起立-行走测试			
不需撑扶可自行站起-步态平稳		0	
撑扶一次即能站起		1	
尝试多次才能站起		3	
在测试中需他人辅助才能站起或者医嘱要求他人辅助和/或绝对卧床,如果不能评估,在病历上注明日期、时间		4	≥5分为高风险

三、护理依赖度等级 ADL 评分

1.日常生活能力评分(ADL) Barthel 指数

项目	0 分	5 分	10 分	15 分
大便	失禁	偶尔失禁	能控制	
小便	失禁	偶尔失禁	能控制	
修饰	需帮助	独立洗脸刷牙梳头剃须		
如厕	依赖别人	需部分帮助	自理	
吃饭	完全依赖	需部分帮助	全面自理	
转移	完全依赖,不能坐	需大量帮助(2 人)能坐	需少量帮助(2人)或指导	自理
活动(步行)	不能动	在轮椅上独立活动(体力或语言指导)	需 1 人帮助步行	独自步行(可用辅助器)
穿衣	依赖	需部分帮助	自理	
上楼梯	不能	需帮助(体力或语言指导)	自理	
洗澡	依赖	自理		

满分为 100 分,评分>60 分,基本自理;60~41 分需要帮助;40~20 分,需要较多帮助;<20 分完全需要帮助。

根据 Barthel 指数得分,将自理能力分为重度依赖、中度依赖、轻度依赖和无需依赖四个级别。

2.自理能力分级及得分范围

自理能力等级	Barthel 得分范围	需要照护程度
重度依赖	≤40 分	完全不能自理,全部需要他人照护
中度依赖	59~41 分	部分不能自理,大部分需他人照护
轻度依赖	60~99 分	极少部分不能自理,部分需他人照护
无需依赖	100 分	完全能自理,无需他人照护

1. Barthel 指数评定量表

Barthel 指数评定量表（Barthel Index，BI）

项　　目	完全独立	需部分帮助	需极大帮助	完全依赖
1. 进食	10	5	0	—
2. 洗澡	5	0	—	—
3. 修饰	5	0	—	—
4. 穿衣	10	5	0	—
5. 控制大便	10	5	0	—
6. 控制小便	10	5	0	—
7. 如厕	10	5	0	—
8. 床椅转移	15	10	5	0
9. 平地行走	15	10	5	0
10. 上下楼梯	10	5	0	—

注：根据患者的实际情况，在每个项目对应的得分上划"√"。

2. Barthel 指数量表评定细则

（1）进食

①用合适的餐具将食物由容器送到口中，包括用筷子、勺子或叉子取食物、对碗/碟的把持、咀嚼、吞咽等过程。

②10 分：可独立进食（在合理的时间内独立进食准备好的食物）。

③5 分：需部分帮助（前述某个步骤需要一定帮助）。

④0 分：需极大帮助或完全依赖他人。

（2）洗澡

①5 分：准备好洗澡水后，可自己独立完成。

②0 分：在洗澡过程中需他人帮助。

（3）修饰：包括洗脸、刷牙、梳头、刮脸等

①5 分：可自己独立完成。

②0 分：需他人帮助。

（4）穿衣：包括穿/脱衣服、系扣子、拉拉链、穿/脱鞋袜、系鞋带等

①10 分：可独立完成。

②5 分：需部分帮助（能自己穿或脱，但需他人帮助整理衣物、系扣子、拉拉链、系鞋带等）。

③0 分：需极大帮助或完全依赖他人。

（5）大便控制

①10 分：可控制大便。

②5 分：偶尔失控。

③0 分：完全失控。

（6）小便控制。

①10分：可控制小便。

②5分：偶尔失控。

③0分：完全失控。

（7）如厕：包括擦净、整理衣裤、冲水等过程

①10分：可独立完成。

②5分：需部分帮助（需他人搀扶、需他人帮忙冲水或整理衣裤等）。

③0分：需极大帮助或完全依赖他人。

（8）床椅转移

①15分：可独立完成。

②10分：需部分帮助（需他人搀扶或使用拐杖）。

③5分：需极大帮助（较大程度上依赖他人搀扶和帮助）。

④0分：完全依赖他人。

（9）平地行走

①15分：可独立在平地上行走45m。

②10分：需部分帮助（需他人搀扶，或使用拐杖、助行器等辅助用具）。

③5分：需极大帮助（行走时较大程度上依赖他人搀扶，或坐在轮椅上自行在平地上移动）。

④0分：完全依赖他人。

（10）上下楼梯

①10分：可独立在平地上行走45m。

②5分：需部分帮助（需扶楼梯、他人搀扶，或使用拐杖等）。

③0分：需极大帮助或完全依赖他人。

四、疼痛强度评估工具

1. 主观疼痛评估工具,常用有数字疼痛评定法、分类量表、语言描述法、Wong-banker 面部表情疼痛分级量表、视觉模拟法等

适用于:具有自我报告能力的疼痛患者。

(1)数字疼痛评定法 (numerical rating scale,NRS)

将一条直线分为 10 段,一端"0"代表没有疼痛,另一端"10"代表极度疼痛,患者可以选择其中一个能代表自己疼痛感受的数字表示疼痛程度。

0	1	2	3	4	5	6	7	8	9	10
无痛										痛到极点

(2)分类量表

"你有多痛?"

无(0)　轻度(1~3)　中度(4~6)　或者　重度(7~10)

NRS 与分类量表结合是目前临床上较常用的疼痛评估量表,也是 WHO 推荐使用的疼痛量表,此量表容易被患者理解,可以口述,使用时可以不带工具,使用较方便,适用于疼痛治疗前后效果测定对比,对文化程度低、年龄大等不具备抽象思维能力的患者不适用。

(3)语言描述法(descriptive pain intensity scale,DPIS)

没有疼痛(0)——微痛(2)——中度疼痛(4)——中重度疼痛(6)——严重程度的痛(8)——想象中最剧烈的疼痛(10)。

DPIS 特点:

1)每个词对应一个数字,便于记录;

2)容易解释,患者容易理解;

3)结果取决于患者的理解和表达,词语不宜太多;

4)敏感性和准确性稍差。

(4)视觉模拟疼痛评定法(visual analogue scale,VAS)

采用 10cm 长的直线,两端分别表示"0"和"10","0"代表无痛,"10"代表最剧烈的疼痛,让患者根据自己感受到的疼痛程度,在直线上相应部位作记号,从"0"端至记号之间的距离(以 cm 表示)即为评分值。评分值越高,表示疼痛程度越重。

VAS 的特点:

1)患者自己完成;

2)使用方便,评估快速;

3)敏感性高;

4)要求具备良好的视力和肢体动作能力；

5)其中 20％患者不适用。

（5）Wong-banker 面部表情疼痛分级量表（faces pain scale）

不同程度疼痛的面部表情（见下图）。

面容 0：表示笑容全无疼痛；面容 1：极轻微疼痛；面容 2：疼痛稍明显；面容 3：疼痛显著；面容 4：重度疼痛；面容 5：最剧烈疼痛。

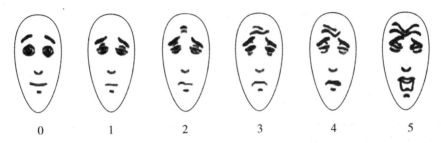

使用说明："这些表情反映是疼痛程度，这张面部表情（指着最左边的脸）表示无痛，每张面部表情（指着从左向右的每个面部表情），依次表示疼痛越来越重，直至这张面部表情（指着最右边的脸）表示极度疼痛。请指出能反映你疼痛程度的面部表情图（立即）。"

Wong-banker 面部表情疼痛分级量表的特点：

1)源于儿童，也适用于成人；

2)学习或语言表达能力薄弱者/老年患者；

3)受到成年患者喜爱；

4)使用简单；

5)记录方便，转化为数字；

（6）其他主观疼痛评估工具有：

1)长海痛尺，主要将 NRS 与分类量表结合起来使用。

2)Prince-Henry 评分法，主要用于胸腹部大手术患者的评估。

3)五指法，评估时向患者展示五指，小指代表无痛，环指为轻度痛，中指为中度痛，示指为重度痛，拇指为剧痛，让患者进行选择。

2. 适合不具有自我报告能力的患者采用的方法

（1）行为疼痛评估量表，适用于无法自我报告疼痛的患者。护士、患者的家属、朋友可以基于以往对患者的了解，评估患者的疼痛程度。行为疼痛评估量表包括 5 个子项目，每个项目的得分在 0～2 分之间。计算 5 个项目的得分之和即为患者的疼痛评分，在 0～10 分之间。

行为疼痛评估量表(FLACC)

项目/得分	0	1	2	各子项得分	总分
脸部肌肉和表情	脸部肌肉放松	脸部肌肉紧张,皱眉,脸部肌肉扭曲	经常或一直皱眉,咬紧牙床		
休息	安静,表情安详,肢体活动正常	偶然有些休息不好,并改变体位	经常休息不好,频繁改变体位,如改变四肢和头部体位		
肌紧张	肌张力正常,肌肉放松	肌张力增高,手指或脚趾屈曲	肌肉僵硬		
发声	无异常发生	偶然发出呻吟声、哼声、哭泣或啜泣声	频繁或持续地发出呻吟声、哼声、哭或啜泣声		
安抚	满足的,放松的	通过谈话,分散注意力得到了安抚	很难通过抚摸、谈话得到安抚		

(2)用于无语言表达能力患者的疼痛评估工具有:

1)痴呆患者不适的评估工具(ADD);

2)非语言疼痛评估指示列表(CNPI);

3)晚期痴呆疼痛评估量表(PAINAD);

4)行为疼痛评估量表(BPS);

5)重症监护疼痛患者疼痛观察工具(CPOT)。

(3)评估时注意事项

1)对无法进行自我表达的患者,行为观察是评估疼痛的有效方法,但在评估时也要了解其行为可能的提示是否有其他原因如情绪压力等导致的痛苦。在决定治疗疼痛时,必须要考虑这些行为内含的潜在原因和背景。

2)建议通过多种途径进行疼痛评估,包括直接观察、家属或护理员的描述,对镇痛药物和非药物治疗的反应的评估。

附录二　检验标本采集

一、血液标本采集

1.准备容器

根据检验项目,选择合适的真空试管,将检验条形码竖贴于采血试管上。

2.核对解释

核对医嘱、患者姓名、病历号和申请检验项目,并向患者解释检验的目的、方法和注意事项。

3.血液采集

(1)消毒:以穿刺点为圆心,用碘伏棉签由内到外螺旋形涂抹,消毒范围为直径约5cm。注意消毒过的区域不能重复涂抹。

(2)采血:待碘伏挥发干后,将针头切面朝上,与手臂成一定角度($15°\sim30°$)穿刺,最好一针见血,避免反复穿刺。压脉带使用时间尽可能短(一般不要超过1min)。采血结束后,用灭菌棉球压迫止血$3\sim5$min。采血过程中应观察患者有无晕血、晕针等异常情况,并及时处理。

(3)分管:商品化真空采血管有鲜明标识区别试管类型。需做多种检验项目时,必须正确选择试管类型,并按以下顺序依次分管采集:微生物学无菌标本(血培养瓶/管)→枸橼酸钠抗凝血标本(蓝头管)→枸橼酸钠抗凝血标本(黑头管)→无添加剂血标本(红头管)→含促凝剂血标本(黄头管,红黄头管)→肝素抗凝血标本(绿头管)→EDTA-K_2抗凝血标本(紫头管)→氟化钠抗凝血标本(灰头管)。抗凝血标本应注意正确的采血量,保证血液与抗凝剂的规定比例。如用注射针筒抽血后,必须卸下针头,将血液沿管壁徐徐注入相应试管,分管次序同真空采集法。

4.特殊血液标本采集

(1)血培养:宜在患者发热初期或发热高峰时采血标本;宜在抗生素使用之前采集标本,如不可避免,应在下次用药前采集。用75%酒精消毒培养瓶盖,采集过程应保证无菌操作,避免污染。

(2)口服葡萄糖耐量试验(OGTT):试验日晨空腹抽第一次血后,将75g无水葡萄糖粉(儿童则予每公斤体重1.75g,总量不超过75g)溶于$250\sim300$mL饮用水中,于5min内饮完,从服糖水第一口开始计时,分别于服糖水后30min、60min、120min、180min抽血。

(3)馒头餐试验:试验日晨空腹抽第一次血后,将馒头事先用100g面粉做成在10min左右吃完,期间可饮水$200\sim300$mL,从吃馒头第一口开始计时,分别于吃馒头起60min、120min、180min抽血。

（4）胰岛素、C 肽释放试验：在 OGTT 或馒头餐试验时，每次测定血糖的同时，同步抽血测定胰岛素水平和/或 C 肽水平。

（5）卧立位试验［醛固酮（ADL）、肾素－血管紧张素Ⅱ（AⅡ）测定］：

1）试验日空腹、禁水，清晨平卧至少 2h。

2）早上 8:00 左右，患者卧位采血 5.5mL（ADL 2mL、AⅡ 3.5 mL），将血与抗凝剂充分摇匀后放入 0℃冰水内立即送检，采血后根据医嘱肌肉注射速尿针（0.7mg/kg 体重），总剂量不超过 50mg（血钾低于 3.0mmol/L 不注射速尿针）。患者保持立位（可小范围行走）4h，期间患者不得饮水及食用含水多的食物，可进食干点心。4h 后坐位采血 5.5 mL（ADL 2mL、AⅡ 3.5 mL），将血与抗凝剂充分摇匀后放入 0℃冰水内立即送检。

（6）昼夜皮质醇节律试验：采血前患者卧床休息或静坐 30min，分别于 08:00、16:00、24:00 准时采血［皮质醇（F）或/和促肾上腺皮质激素（ACTH）］立即送检。

5.注意事项

（1）尽量采用真空采血器采血，应实时确认标本采集时间及操作者。

（2）根据不同的检验项目选择标本容器、计算所需的采血量。

（3）严禁在输液、输血侧肢体上抽取血标本。

（4）做生化检验时，须抽取空腹血，应提前告知患者禁食，以保证检验结果的准确性。

（5）采取药物浓度血标本时注意药物的半衰期。

（6）OGTT、馒头餐、胰岛素、C 肽释放试验，应要求患者试验前禁食 8～10h，无恶心、呕吐、发热等不适；试验前 3 天内每日碳水化合物摄入量不少于 150g，试验过程中，患者不进食，不喝茶及咖啡，不吸烟，不做剧烈运动；试验前 3～7 天停用可能影响结果的药物如避孕药、利尿剂或苯妥英钠等；血标本采集后应尽早送检。

（7）卧立位试验前 3 天应进食钠、钾含量平衡的普食，试验前 1 日晚餐后禁食，夜间 22:00 以后禁饮水，平卧位休息；如直立 4h 不能耐受者立即通知医生，必要时提前结束试验；试验前 1～4 周需停用治疗药物，如利尿剂、血管紧张素转换酶抑制剂、β 受体阻滞剂等，应注意观察患者的病情变化，及时监测血压。

（8）昼夜皮质醇节律试验 8:00 时段采血前需空腹；促肾上腺皮质激素（ACTH）采血后 30min 内须送到检验部门；皮质醇（F）24:00 的血标本，离心后可放冰箱冷藏次日晨送检。

二、尿液标本采集

1.准备容器

根据检验目的，选择合适的容器，将检验条形码贴于标本容器上。

2.核对解释

携带用物至床旁，认真核对医嘱、患者姓名、病历号和申请检验项目，并向患者解释留取尿液的目的、方法和注意事项。

3.尿液采集

（1）尿常规等一般性检验采集晨尿或随机尿。第一次晨尿因尿液浓缩有利于检出含量较小的病理成分，故经常用于尿常规检验等。为减少尿道分泌物污染，排尿时前面部分弃去，留取中间部分（中段尿）。留取尿液（约 30～50mL）于一次性专用塑料尿杯中，尽快送检，必须保证尿液新鲜。昏迷或尿潴留患者可采用导尿术留取尿标本。

（2）用于定量化学检验时（如24h尿蛋白测定），应按检验项目要求留取定时尿（如2h，12h，24h等）。留取开始先排尿一次并弃去，此时计时收集，随后在规定时间内置尿液于干燥洁净并放有防腐剂的容器内，混匀后记录总量，取10～30mL送检，其余弃去。常用防腐剂：用于固定尿液有机成分，抑制细菌生长，24h尿中加40％甲醛1～2mL，如尿蛋白定量、尿糖定量、尿钠钾氯、肌酐、尿酸等测定；为保持尿液的化学成分不变，防止细菌污染，24h尿中加麝香草酚1g或每100mL尿中加0.5％～1％甲苯2mL，如Addis计数、尿找结核杆菌；某些内分泌指标检验时需加10mL浓盐酸，如17-羟、17-酮类固醇检查。

（3）24h尿游离皮质醇测定和24h尿醛固酮测定，无需放防腐剂，每次尿液收集后放同一容器内冰箱冷藏，收集完混匀后记录总量，取10～30mL送检，其余弃去；留尿标本做结核杆菌集尿时，收集24h尿液后，静置2～4h，弃去上层清液，收集沉淀部分盛于清洁瓶内送检。

（4）尿培养标本：留取时先将尿道口及外阴部清洗干净，再用碘伏棉球擦拭；若男性患者包皮过长，应将包皮翻起冲洗干净，再用碘伏棉球擦拭；随后排尿，弃去前段尿液，留取中段尿于无菌容器中，盖紧盖子。

（5）尿管尿液采集法：尿潴留者按导尿方法插入导尿管，弃去前段尿液后，留取10～15mL尿液置于灭菌容器内加盖送检；留置导尿患者应先夹闭导尿管30s，消毒导尿管接口，用注射器通过导尿管抽取10～15mL尿液置于灭菌容器内加盖送检。

4.注意事项

（1）女性患者在月经期不宜留取尿标本；

（2）会阴部有分泌物时，应先清洁后再留取；

（3）避免白带、精液、粪便混入标本内；

（4）留取尿培养标本应选择在抗生素使用之前；

（5）不能留取尿袋中的尿液送检；

（6）尿液留取后必须在2h内送检。

三、粪便标本采集

1.准备容器

查对医嘱，按检验的目的选择合适的容器（检便杯或培养杯），并贴条形码于检便杯或培养杯上。

2.核对解释

携用物至床边，核对患者并向其解释留取标本的目的、方法和注意事项。

3.留取标本

（1）常规标本：用竹签或专用取样器留取新鲜少量粪便（约拇指大小），放入检便杯内送检。应留取脓血、黏液、水样便等有病理意义的部分送检。

（2）隐血标本：按常规留取标本。指导患者在检查前3天内禁食肉类、肝类、血类、叶绿素类等饮食以及含铁制剂，避免假阳性的出现，于第4天按常规标本法留取粪便标本。

（3）培养标本：指导患者排便于消毒便盆内，用无菌棉签取中央部分或异常部分的粪便

2～5g于培养杯内送检。若患者无便意,可用无菌长棉签蘸生理盐水,插入患者肛门内6～7cm,轻轻转动,取粪便送检。

(4)检查阿米巴原虫标本:注意在收集粪便标本前,预先将便盆或容器加温,留样后立即送检。

4.注意事项

(1)床上留取标本的患者,注意用床帘或屏风遮挡;

(2)粪便标本采集后容易干结,应尽快送检;

(3)消化系统的传染性疾病应注意消毒隔离。

四、痰液样本留取

1.准备容器

根据检验目的,选择合适的容器,将检验条形码贴于标本容器上。

2.核对解释

携带用物至床旁,认真核对医嘱、患者姓名、病历号和申请检验项目,并向患者解释留取痰液的目的、方法和注意事项。

3.收集痰标本

(1)患者能自行留取痰液者,嘱咐患者晨起后清水反复漱口,去除口腔中的杂质。深呼吸数次后用力咳出气道深处的痰液,将痰液收集于痰标本容器内,盖好盒盖,立即送检。

(2)如患者无法咳出痰液,则可用3‰～10‰氯化钠雾化吸入诱导后留痰。

(3)无法自行留痰者,应协助患者取适当卧位,叩击其背部后,戴好手套,将集痰器分别连接吸引器和吸痰管,集痰器开口高的一端接吸引器,低的一端接吸痰管,按吸痰法吸入痰液于集痰器内送检。

4.注意事项

(1)根据不同的痰标本准备不同的收集容器,以符合检验的目的和要求;

(2)勿将唾液、漱口水、鼻涕混入痰液标本;

(3)痰液作为下呼吸道标本,上呼吸道标本留取一般采用咽拭子;

(4)标本采集后及时送检。

参考文献

1. 唐万春,孙士杰.心肺脑复苏及心脑血管急诊医学[M].北京:科学技术出版社,2008:178-185.

2. 谢红英,谢艳梅,王凤珍,幸莉萍,黄华春.心电监护过程中相关问题的原因分析与护理对策[J].护士进修杂志,2011,13(26):1237-1238.

3. 丁桂伟,金福峨.心电监护仪应用中的常见问题及护理对策[J].中国误诊学杂志,2008,8(8):1828-1829.

4. 黄金,李乐之.常用临床护理技术操作并发症的预防及处理[M].北京:人民卫生出版社,2013:74-79.

5. 沈国美,李剑平.急性口服中毒洗胃并发症的预防新进展[J].检验医学与临床杂志,2010,14(7):658-660.

6. 张俐,陈玲,匡飘飘.电动牙刷刷牙冲洗法用于经口气管插管口腔护理[J].护理学杂志,2011,10(26):75-76.

7. 覃丽娟,吴晓云,王飞杰.危重症清醒患者刷牙漱口吸引效果观察[J].护理学杂志,2010,25(13):54-55.

8. 曾艳.经口气管插管患者的口腔护理进展[J].临床护理杂志,2010,1(9):58-72.

9. 马小琴,冯志仙.护理学基础.北京:高等教育出版社,2012.

10. 卫生部、总后勤部卫生部.临床护理实践指南(2011版).北京:人民军医出版社,2011.

11. 许璧瑜,成守珍,揭素铭.PICC并发症原因分析及对策[J].现代护理,2003,9(5):361-362.

12. 王春妹.护理操作对PICC置管后并发症的影响[J].护理研究,2004,18:1099-1100.

13. Safdar N,Fine J,Maki D. Meta-analysis:methods for diagnosing intravascular device-related bloodstream infection[J]. Ann Intern Med,2005,142(6):451.

14. 吉承玲,宁晓莉,邱媛媛.血液病患者使用PICC导管护理风险的识别与防范[J].实用临床医药杂志,2007,11(12):11-12.

15. 徐惠萍.灌肠插管角度对灌肠并发症影响极其护理措施.医学信息,2012,25(9):156.

16. 张华,何代文,陈绪碧.灌肠致肛直肠损伤的观察及护理[J].重庆医科大学学报,2003,28(6):833.

17. 陈明慧,李君久,肖梅.灌肠致医源性直肠穿孔原因分析及护理[J].全科护理,2013,11(7):619.

18. 万德森主编.造口康复治疗理论与实践[M],北京:中国医药科技出版社,2006:212-219.

19. 胡爱玲,郑美春,李伟娟主编.现代伤口与肠造口临床护理实践[M],北京:中国协和医科大学出版社,2010:307-317.

20. 陈锦.肠造口患者恢复期并发症的处理[J].实用护理杂志,2002,18(10):24.

21. 李珂,李楠,邓兰芬.机械通气患者吸痰致低氧血症的护理干预研究进展[J].中华护理杂志,2011,46(6):630－632.

22. 乔继红.气管内吸痰致气道黏膜损伤的原因及护理对策[J].齐齐哈尔医学院学报,2006,27(12):1142.

23. 胡蓉.ICU 误吸患者气道内吸入物清除方法的护理研究[J].护士进修杂志,2006,21(12):1109－1111.

24. 李娜,武俊红,郑楠.COPD 患者氧气驱动雾化吸入治疗的护理体会[J].医学信息,2010,5(12):3680.

25. 马山珊,李建萍,李云波.肝硬化食管胃底静脉曲张出血的治疗与护理进展[J].中华国际护理杂志,2004,3(6):468－470.

26. 沈娜.上消化道出血关于三腔二囊管压迫止血的护理体会[J].中华临床医学,2010,20(12):77.

27. 赖彩琴,周丽娟.三腔二囊管压迫止血的观察与护理[J].中国实用医学杂志,2010,20(12):74.

28. 王春莲,龚丽娟,乌云娜,等.三腔管压迫止血不同期的观察与护理[J].护士进修杂志,2001,5(5):394.

29. 储士娟.应用三腔二囊管压迫止血的观察与护理[J].中国医学传新,2011,8(9):82.

30. 姜安丽.新编护理学基础[M].北京:人民卫生出版社,2008.

31. 吴惠平,罗伟香.护理技术操作并发症及处理[M].北京:中国医药科技出版社,2004.